上を向いてアルコール

「元アル中」コラムニストの告白

小田嶋隆

ミシマ社

告白——「まえがき」に代えて

二〇代の終わりから三〇代にかけて、私はアル中でした。

朝からジンの水割りを少しずつ摂取する生活を長年続けた結果、水さえ喉《のど》を通らない体調の日が定期的に訪れるサイクルに陥《おちい》っていました。それでも、点滴を打って、飲むことを続けていました。自分は絶対にアル中なんかではない、と。疑うことさえしませんでした。

やがて、あることがきっかけで病院に行くと、そこで医者に宣告を受けました。

「四〇で酒乱、五〇で人格崩壊、六〇で死にますよ」

あれから約二〇年が経とうといういま、自分がアル中であったこと、脱アル中への道がどんなものであったかについて話をする気持ちになりました。

「アルコール依存は治らない。けれど、〝断酒中のアル中者〟として、暫定《ざんてい》的な断酒を一日延ばしに続行することはできるかもしれない」

これが、一度アルコール依存症になった人について語られる言葉です。

その意味で、いまも私は〝断酒中のアルコール依存者〟です。この状態は、坂道でボールが止まっているみたいなもの、だと言われています。

ですから、多くの患者は、再び転げ落ちることになる。ほぼ、全員と言っていいかもしれません。

にもかかわらず、私はなぜ、なんとか踏みとどまっていられるのか？

このテーマについて考えるのは、自分としても怖いというのか、気が進まないというのか、とにかくどこかしら不愉快なことで、正直なところ、酒についてのあれこれを直視することを約二〇年、ひたすらに避けてきました。

今回、何日もかけて少しずつ話すことで、自分のなかで、多少整理がついた実感があります。具体的に言うと、あの頃の自分が何だったのかについて、一定の解答を見つけた気がしているということです。そして、あらためて、周りを見回してみて、けっこうな人たちが「予備群」だということにも気がつきました。

二〇一三年に厚生労働省の研究班が発表したデータによると、日本には、ＩＣ

D－10という診断基準で「アルコール依存症患者」と診断されている患者が、男性で約九五万人、女性で約一四万人存在しています。予備軍と見なされる人の数は、男女でそれぞれ、二五七万人と三七万人にのぼります。

この本は、できればそういう人たちに読んでほしいと思っています。

アル中は遠くにありて思うものです。

山にかかる雲と同じで、その中にいる人には、なかなか気づくことができません。

一度、雲の外に出てみないと、視界が確保できないからです。

私の告白が、雲の中で苦しんでいる仲間にとっての蜘蛛《くも》の糸みたいなものになったら良いなと思っています。

まあ、私はお釈迦《しやか》さまではないわけですが。

小田嶋隆

上を向いてアルコール
「元アル中」コラムニストの告白

目次

四日目　酒と創作

一日目

アル中に理由なし

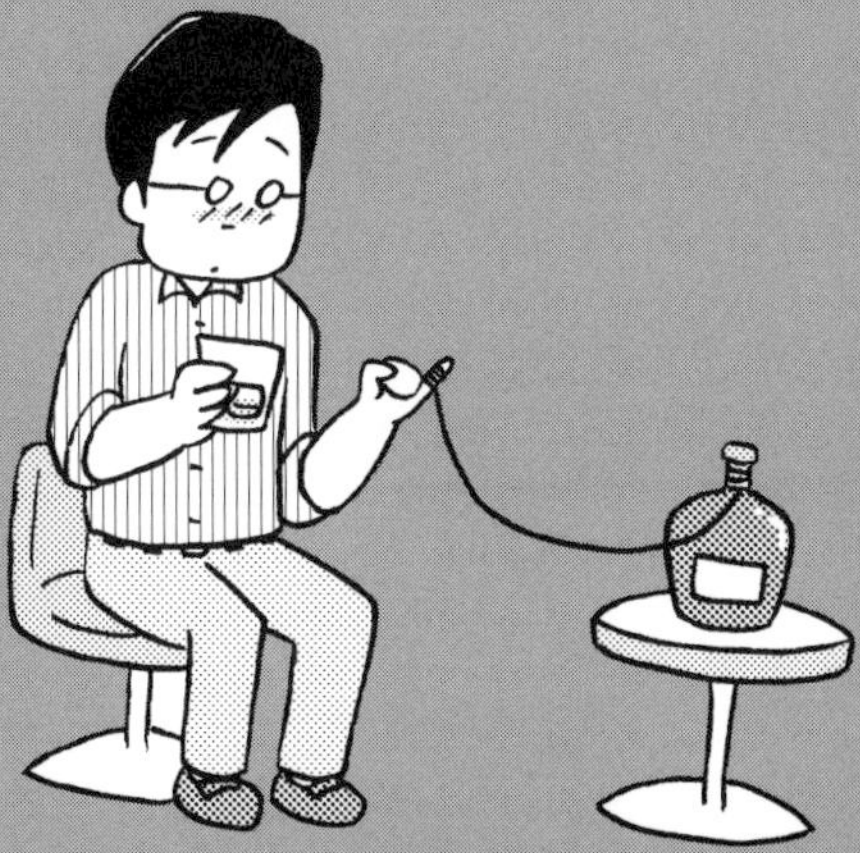

まず、「飲んじゃった」が先にある

なんでアル中になっちゃうんでしょうね？　私もさんざん訊《き》かれました。みんな理由を欲しがるんですよ。その説明を欲しがる文脈で、アル中になった人たちは、「仕事のストレスが」とか、「離婚したときのなんとかのショックが」とか、いろんなことを言うんです。

だけど、私の経験からして、そのテのお話は要するに後付けの弁解です。『失踪日記2〜アル中病棟』の吾妻《あづま》ひでおさんも言ってました。アルコホリックス・アノニマス（AA）の集会や断酒会など、両方に顔出して、いろんな人のケースを聞いたけど、結局さしたる理由はないことがわかった、と。「こういう理由で飲んだ」とこじつけているだけで、実は話は逆。

まず、飲んじゃった、ということがある。

飲んじゃったから、失業した、飲み過ぎたから離婚した、飲んだおかげで借金がこれだけできたよ、というふうに話ができていくのです。

ではなぜ飲んだんですか？　という問いには、実は答えがない。

世の中で、アル中の話がドラマになったり物語として書かれるときに、やっぱり理屈がついていないと気持ちが悪い。止むに止まれぬ理由がないとドラマが成立しにくい。だから、飲むための理由を補った形で物語がつくられるわけです。だからあれウソ、だと思う。

実際の話、嫌なことあって酒飲むとすっかり忘れられるかというと、そんなことはありません。あたりまえの話です。むしろ、飲み過ぎちゃったってことが逆に酒を飲む理由になる。あるいは、お酒がない、入っていないと、正常な思考ができない、シラフだとイライラしてあらゆることが手につかなくなる、そういう発想になっていくから飲む。

アル中になる前に飲んだ理由は、別に普通の人が飲む理由とそんなに変わりません。なんとなく習慣で飲んでました、仕事が終わって一区切りで飲んでました。その程度のものです。

なる人とならない人

なぜアル中になる人とならない人がいるのか。

私の医者が言っていた話で必ずしも定説ではないんですけど、どうやら遺伝的なアルコール分解酵素の有無とか組み合わせとかが何らかの形で関わっているようです。

私がＡＡに行って、いろんな人の話を聞くなかで、一九歳だったり二二歳だったり二五歳だったりするアル中さんに何人も会いました。

その年でも立派なアル中さんがいるんですよ。

彼らなんかは飲酒歴三年とか五年ですよ。それでもアルコール依存になる。つまり、アルコールに対する酵素の感受性や、酵素の配分などが、もともと弱かったということ。それがかなり大きく関わっていると思う。

要するにアルコール分解酵素というものがいくつかあって、それを持っていない人はそもそも酒が飲めない。飲むといきなり頭が痛くなっちゃう。あとすごく強い人弱い人ってバリエーションがあるじゃないですか。そのバリエーションの中に、飲むと途中でやめらんない人が、たぶん数パーセント含まれている、というのがその遺伝説です。

もちろん、そこまで単純な話ではないですが、酵素的に見ればそうなる。あとは性格とか。性格で言うと、要するに極端なこと好きとかね。

暇とお金がなければ

二〇代のころはあんまり大酒を飲むほうではありませんでした。

会社では飲みに行くこと自体が、説教される場でしたし。それ、デフォルトじゃないですか。だからあんまり行かなかったですよ。

どうしても行くときはそんなには飲みませんでした。まぁ会社は一年しかいなかったですけど。

会社を辞めてバンドをやっていたころは、飲んでましたかね。でも頻度としてはたいしたことはない。というのも、そんなにお金がなかったので。

お金がないことが、歯止めになっている人はそこそこいると思いますよ。暇とお金がないと、アル中にはなりにくい。

三〇歳になるまでは、仕事がけっこう忙しいかお金がないか、その両方かどっちかでしたから、それこそそんなには酒は飲んでません。私が三〇歳ぐらいになったころ、そこそこ仕事が回り出して、コンピュータのほうのマニュアルづくりとかでお金がけっこうできたんですよ。暇も。

結婚するかしないかのころです。（結婚後は）嫁さんも働いていて、私が稼いでいる以上にそこそこ稼いでたから、とにかくお金があるわけです。でもお金があっても、もともとがそんなに贅沢な人間じゃないから、貯金が少しずつたまっていく。ブランドもの買うわけでも、車買うわけでもなし、となると着るものか、お酒を買うか……。お酒はとにかく気がついたら買っていました。出勤しているわけじゃないし、書くときにちびちびやりながら仕事をしていたところで、たいしてまずいことにもならなかったんですよね。

そうこうしているうちに三〇代まるまるずっと飲み続けた。

これが出勤している人間だったらそうそうだらしなく飲めないから、仮に出勤していてアル中になったとしても、深刻化する段階はもう少し後にシフトしたと思う。フリーランスは誰も止める人がいないですから。

ちびちび、と一日中……

ちびちびって言っているのは言葉のあやです。ほんとは、たくさん（笑）。少しっていうんじゃなくて、一日中飲んでいるという意味でちびちび。量にしてみればけっこう飲んでいるわけですね。

吾妻さんとの対談のときもそんな話をしたんですけど、アル中の人って、シラフになるとわりと使いものにならないんですよ。抑鬱《よくうつ》が出たり、でなきゃイライラしているとか、要するに非常に無気力。

だからあんまりシラフにはならないんだけど、たまに反省して酒をやめようと思ったり、体調悪すぎて飲めなかったりっていうことがあって、三日ぐらい酒飲んでないことが、月に何回かある。今週まだ月曜から飲んでないやー、と言いながら木曜日になっているタイミングがある。そのことを理由に、吾妻さんも言っていたけど、自分では「アル中じゃない」と思っている。アル中は毎日飲むやつで、オレは今週は二日しか飲んでないから、と。

人に話聞くと、一年のうち三六三日飲んでるとかいうやつがいるじゃないですか。そういう人は、けっこう珍しくない。じゃあ彼らがアル中なのかっていうと、いつも切りのいいところでとりあえずやめている。年に五回ぐらい正気を失うことがあるという程度の、アル中の入り口に片足入れたぐらいです。

そういう人をアル中だと思って、自分のような人間はアル中じゃないと思っていた。週に一日二日必ず飲まないから。だけど、飲み過ぎで吐いてたり、体調悪くなったりするなかで毎日飲んでいるわけだから、飲めない日がやってくる。飲めない日は、水も飲めない。水を飲んでも吐いてしまう。それで点滴を受けに行くことになる。

水も飲めない、食い物も入ってこないという日が、末期のころは月に二日か三日必ずやってきました。

ちびちび飲んでたっていうのはそういう意味です。

破局点にぶつかると、急にひっくり返る――カタストロフ理論

私の主治医になった田中孝雄先生が『飲酒症――「アルコール中毒」の本態』(中公新書)という本を書いています。

その本の中で先生は、当時流行していたカタストロフ理論をアルコール依存症患者の飲酒パターンの読み解きに利用しています。カタストロフ理論というのは、破局点に行くまでは同じパターンが続くんだけど、破局点にぶつかると急にひっくり返ってゼロに戻るような運動を観察・分析するための考え方です。

アル中の人たちを見ているとこれがすごくあてはまる。

というのは、アル中の人たちはすごく酒が欲しいんだけど、破局点に達すると意識を失うし、何もかもわからなくなる。飲んでておいしいとかじゃなくて健康を害してしまう。それでひどい気分で半日過ごして、また気を取り直して飲み始める。シラフだと、これがまた気分が悪いわけですよ。泥酔しちゃうとどうしようもない。その間をなんとか、ほろ酔い期間を引き延ばそうと思って少しずつ少しずつ、薄めたり間を置いたり、コントロールしながら飲む。

ほろ酔い期間を少しずつ延ばしながら泥酔しないでいることを、自らに課している。

カタストロフ理論を応用して先生が説明してたのは、そのほろ酔い期間がどんなに努力してもどんどん短くなっていくのが、アルコール依存の人の酔い方の特徴だということでした。まるっきりシラフだと思っていたら急に泥酔して倒れる。普通に酔ってなんとなく機嫌がよくなって、顔が赤くなってちょっと口数が多くなるというような期間が、それこそほんの三〇分ぐらいしか続かなくなる。この人ずーっと黙って顔色変えずに飲んでると思っていて、あれちょっと酔い始めたかなと思ってよそ見してたら、もうわけがわからなくなってる、とかね。

私はまさにそれだったわけです。

連続飲酒発作が起きたとき

吐く吐かないについては、吐かない方法をなんとか学習する。でも結局は倒れたり、全然歩けなくなるという結末に至るわけです。さっきまであんなにしっかりしゃべっていたのに、突然完全にわけのわからないこと言い出した、とか。手のひら返したようにスイッチ入る人ね。

アル中という診断がついてない人でも、少しずつなんとなく酔っていく人と、カチッとスイッチが入ったようにわけわかんなくなっちゃう人っていますよね。私なんかはほぼ後者のパターンの人でした。自分の自覚では、飲んでる間ずっと飲み足りない気分でいて、「もう少しかな」「もう少しかな」って足していくと、あるときダーッとあふれてしまう。

アル中の人間がみな、毎日のように浴びるように飲んで、泥酔してぶっ倒れているのかと言うと必ずしもそうではありません。なんとなく飲んで「おとなしくオレ寝るよ」って寝て、起きてくるとまた少しずつ飲んで、声をかけると「うーん、わかったわかった」とか言いながらまた寝ちゃう。そういうふうに三日ぐらい過ごしている。その間にも原稿を二本ぐらいはあげていたりする。だから無害なおとなしい、なんとなく無気力な酔っ払いぐらいですよね。その状態が続いているかぎりでは。

でもそれが実は仮の姿というか、アルコール依存患者の場合、連続飲酒発作が起こるタイミングがだんだん短くなってきます。二カ月に一回とか三カ月に一回とかだったのが週に一回やってくるようになる。

連続飲酒発作というのは、朝から飲み始めて吐くまでずっと飲んで、それこそ点滴じゃないと立ち直れないような状態になるまで飲んでしまうという、アル中さんが定期的に陥る状態を指して言う言葉です。

それは脳の問題もあるんでしょうけど、肝臓の許容量の問題かもしれない。同じように飲んでも肝臓の分解能が追いついていないと、あるとき肝臓が急に分解し始めたタイミングで、急激に酔いが回るようになります。

一般の人でもね、酒を毎日飲んでると、本来の量よりたくさん飲めるようになると言われている。なぜかというと、普通の状態でウィスキー水割り五杯が限度の人が、毎日水割り二杯ずつ一〇日間飲んだとすると、許容量、限界量には達していなくても肝臓の処理能力が追いつかなくなる。そうすると、肝臓が処理して酔いが回るという本来の活動がないから、半分しか酔いが進まない。本来五杯しか飲めない人間が一〇杯飲んでもまだ倒れないでいられるんですよね。

でもそういう場合、酔いが翌朝になってもまだある。だから昨日ひどく飲んだなっていう二日酔いが、一晩寝て起きてもまだ天井が回っている感じで残る。起きてものを食べたらますます回り始める。肝臓が処理できる限界を超えた中でずーっと飲み続けている人たちは、そういうふうになっちゃうんですね。

連続飲酒発作は、そういう肝臓とのコンビネーションがなく、なんとなくやめられないリズムになっちゃうことなんだと思いますよ。慎重に慎重にやっていくことに疲れて「いいよ、もう面倒くせぇ」っていう感じになる。

その連続飲酒発作のときに、トイレじゃないところで用を足したとか、あるいはどっかの階段から落ちたとか落ちないとか、気がついたら公園で寝てたとか、いろんな種類の逸脱行動をやらかすことになるわけです。

アルコール依存の人間には当然そういう逸脱行動がある。

われわれから言わせれば、その逸脱行動だけで観察されている部分があって、われわれはなんというのか、世間から見ると逸脱したときにしか気づかれない存在なんですよ。基本的には隠花《いんか》植物みたいに静かに暮らしているんですけどね。

太宰治が傷つきやすかったのは、心が汚かったから？

世間との接点が逸脱の中にしかないアル中者を主人公に立てたりすると、劇的にはなる。だから、ドラマは逸脱を中心に描かれることになる。しかも日本人は酒を飲むことを美化したがる傾向があって、アル中者の転落と死を美しく描写することになります。結果、アル中になる人は、太宰治みたいな人を立てて、心がきれいすぎるから傷つきやすい、みたいなふざけた話に落着するわけです。そんなわけないんです。

太宰治が傷つきやすかったのは、心が汚かったからですよ（笑）。人間が曲がっていたから。だからあればざまあみろで十分なんです。

なんかそういうふうにね、犠牲者を美しく描くみたいな文脈ってあるんですよ。ときどきテレビで、赤塚不二夫は生涯を楽しく飲んで豪快に駆け抜けるようにして生きた幸福な人だった、という描き方をされていましたけど、そんなことはないと思います。おそらく周りの人はすんごい迷惑だったろうし、ご本人もね、テレビに出るときはテンション上げて機嫌のいい顔をして「いやぁお疲れ！　なんだよ、大丈夫かよ！」なんつってやっていましたけど、帰った後ふさぎこんでいたはずです。いずれにしても楽だったりうれしかったり幸福だったりしたわけじゃないはず。本人の自覚でも。

赤塚不二夫が死んだときにいろいろ振り返ってみて、制作時期やらなんやら調べたことがあるんですけど、あの人のいわゆる世間で非常に評価が高かった作品や、オレが面白かったなと思っている作品って三〇代までですよ。三〇代までどころか、三〇歳すぎてちょっとくらいです。三五歳からあとは、ろくな仕事していません。そこからは昔の余禄《よろく》で生きてるみたいなことで、そこそこの年まで生きましたけど、でもほとんど表に出ていないですよね。

一番働いていたのは二〇代のとき。その間に山ほど、驚くべき量の仕事をしているわけですが、そのころは実はそんなひどい酔っ払いじゃないんです。だから、酔った勢いでいい作品をあげていたんじゃなくて、いい作品を早くふんだんにつくった後にお金が入ってきちゃったもんだから、生活がぶっ壊れて、酔っ払いになったというのが順序としては実態に近いはずです。

漫画はね、これは吾妻先生もおっしゃっていましたが、やっぱり線が荒れちゃって描けなくなるものらしいです。対談のときに、吾妻ひでお先生が入院中に描いた絵を見せてもらったけど、やっぱりひどいんですよ、素人目に見ても。まっすぐな線がまっすぐじゃないから、ちょっとこれは外に出せる作品じゃないなと思いました。

締切のプレッシャーは関係ない

その点コラムニストは、ある程度なんとかなっちゃう。だって、どんなにひどい酔っ払いにだってシラフの瞬間がないわけじゃないし、原稿はそういうときに書けばいいわけですから。

私も、原稿に直接の影響として酔っ払った感じが出ちゃってることは、結果的にはなかったですよ。ただ、仕事をこなす量が圧倒的に減っているのと、受けた仕事を覚えてなくて、「え?」とか言って落としている。そういうことは多々ありましたけどね。

締切から逃れるために飲んでいた、ということは全然ないです。そういう話にしたがるんですよ、世間は。締切のプレッシャーで飲んでいたと。でもそんなことは関係ありません。もともと私は締切にプレッシャー感じない性質だから（笑）。締切のプレッシャーで云々っていうのは、締切を気にする人たちの世界の話。私は編集者が泣いていても、電話切ったあとに遊びに行っちゃう人でしたから。

世間の人がそういう物語にして面白がりたいというだけの話で、実際には、全然そんなことはない。アル中になる人って気が小さくて気にし屋だ、すごく繊細だ、逆に豪放だ、なんてふうに極端な性格に描かれがちですけど、別にそういうところで共通項はないですよ。私だってそんなに神経質でもないですし。

酒で現実逃避はできない

酒について現実逃避云々という話がよく出ますが、逃れられないですもんね。

酒って実際に飲んでみればわかるけど、現実逃避にはそんなに役に立たないじゃないですか。

現実逃避よりも、酒が役に立つ場面があるんだとすると、何かの弁解ですよね。だから現実からは絶対逃避できないんだけど、そうじゃなくて、女性を口説くときに、酔ったうえだからという前提を利用したり、そういうことですよ。

お互いに、本当は酔ったっていう設定じゃないと言えないはずのことを言うことってありますよね。商談とかでも、「これしょうがないから言っちゃいますけど、ぶっちゃけ実は原価これだけでして」みたいな話をするとき。

これ酒なしで言っているとシャレになんないんですよ。原価を明かしちゃったら商談じゃないですから。

そういうとき、酒を悪者にすることで自分たちがその背後に隠れて、交渉だったり、付き合いだったりを円滑にしている。それは現実逃避っていうのと少し意味合いが違います。たとえばすごく憂鬱なことがあったときに酒を飲んで何もかも忘れて愉快になれるかというと、そんなことはありません。嫌な気分のときに酒飲んだらもっと嫌な気分になるだけです（笑）。

締切があって忘れたいから飲んで、忘れるわけがない。忘れたいからっていう設定自体ウソですよ。物語としてウソ過ぎますね。

二日目

オレはアル中じゃない

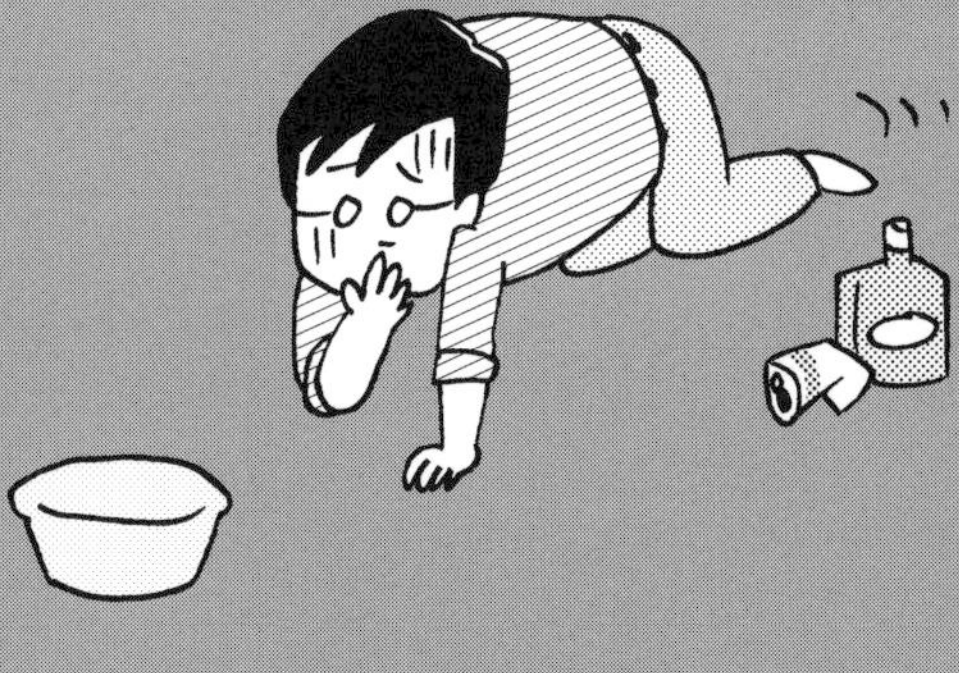

いったい誰と飲んでいたのか

仕事の仲間とはあまり飲まなかったですね。何人かの編集者の大酒飲みの人と、酒場の知り合いと、あとは当時バンドやってたなかの大酒飲みと。でもバンドのメンバーはオレの飲み方をちょっと警戒している感じがあった（笑）。「あいつと飲むとろくなことないからな」みたいな感じですかね。やっぱり三〇歳になってから、ちょっと警戒する感じになった。わりと、昔からの付き合いとか、普段から付き合っている人間と飲むと説教されちゃうんですよ。「お前ちょっと今日はこの辺にしとけよ」みたいな。それがうざいから、そういう人たちとは飲まなくなっていく。で、最終的には同じ設定の酔っ払いの人たちと飲む感じになります。

けっこう分かれ道ですよ。

どこで知り合ったんだかは覚えてないんだけど、酒場に行くとよく会う人がいて、「あ、こんちは」って言って、「ご活躍じゃないですか、最近どうすか？」とかなんとか言いながら飲む。けれど、実は相手の職業も知らない（笑）。よくわからなくても、そこそこ話が合うんですよ。バカなこと言って飲んでるだけですけどね。

基本的にはお互いの酒について説教なんかしない。その人もきっと友だちには説教食らっちゃうタイプなんだろうし、そういう人たちと何度か蒲田《かまた》や大森に行ったのを覚えています。

遠征に行くんですよ。いつも同じ酒場にいるのが嫌だから。

「ときどき行く酒場があるんですよ」

「本当ですか?」

「ええ、蒲田にいい店があるんですよ」

で、蒲田に行くとそいつの知り合いがいたりする。すごく面白かった感じだけ覚えているんだけど、何が面白かったのかはわかんない(笑)。

酒場の知り合いってお互い飲むときにしか付き合わない人たちだから、すごく愉快なんですよ。すごくいいやつな感じ。架空の親友みたいなもんです。シラフのときに会ったことないわけだから。

おそらくシラフで会ったら嫌なんですよ。実際、酒場の知り合いの一人とどこかで会ったことありますけど、ものすごく嫌でした。嫌っていうか気まずいです。

この間久しぶりに取材で、溝口《みぞのくち》のナントカっていう有名な飲み屋に取材に行ったんです。『呑めば、都』っていう本を書いた、マイク・モラスキーさん行きつけの立ち飲みみたいな焼き鳥屋です。オレはウーロン茶飲みながら酔っ払いの人たちといろいろ話してたんだけど、思い出しましたね。

やっぱり、みんな愉快なんですよ。

酒場の知り合いでお互いの私生活には踏み込まない。あの、うすーい感じの付き合い。あれはわりと気持ちのいいものなんです。「ふらっと一人で飲みに来て仲間がいる酒場が一番いいんだ」。そんなふうに、あの人たちが言うのはよくわかりますね。

酒場に一人はいる「先生」

「吉田類《るい》の酒場放浪記」で、吉田類がふらっと入って即、周りの常連と昔からの友だちみたいな感じで話すじゃないですか。モラスキーさんが日本の酒場の素晴らしいところはそこだ、とあの本（『呑めば、都』）で書いてました。アメリカでは、ああいう酒場は基本的にないらしいです。一人で飲みに行って、酒場にいる人間といきなり親しく話せるようなコミュニティ自体が存在しにくいと。

やっぱり、バーに行けば必ず常連がいるわけで、そこに一人でふらっと飲みに行けば、誰だコイツ！　ってことになります。「狼男アメリカン」の一場面に、一人で飲みに入った客が常連に白眼視《はくがんし》される場面があるじゃないですか。日本の酒場の良いところは、ふらっと入った一人客をほっとくわけでもなく干渉するわけでもなく、絶妙な距離感でもてなすところです。

私にもそういう付き合いはありました。だから、友だちっていえば友だちなんだけど、本当は友だちじゃない（笑）。全然友だちじゃないんだけど、結局来ている人たちはみんな寂しい人たちだから、そこで飲んでいるときだけは友だちがいるかのような、その場限りの架空のコミュニティの中で過ごすわけです。

私が通ってたいくつかの酒場で、そこだけの知り合いっていうのがそこそこ店ごとにいました。私はちゃんと本名を言ってましたけど、ケンちゃんとか、○○ちゃんとか、仮名で呼ばれている人たちもいましたね。あと「先生」と呼ばれてるよくわかんない人がいました。

先生は酒場に一人ずつはいますよね。

溝口にも先生って呼ばれている人がいました。「何の先生なんですか？」って訊くと、「あの先生は何の先生なんだかわかんない」と。それでも先生は先生なんですね。

そういうあいまいさ、個人の来歴のでたらめさを許す風土が日本の酒場文化の中にはあって、それが酒飲みに自分の居場所はここだと勘違いさせている部分はあるんじゃないかな。だから飲み友だちを失うくらい気持ちが弱くなってしまった酒飲みって、たぶん職場でも家庭でも生き残れないよね。なにしろ酒を飲む場所が最後のシェルターだったわけだから。

帰る前に一軒寄らないと帰れない人たち

私はそういうタイプじゃなかったけど、会社で働いてうちに帰る前に必ず一軒酒場に寄らなきゃ帰れない人たちがいます。会社で稼いではいるけど居場所があるわけじゃなくて、うちに帰っても嫁さんと仲がいいわけじゃない。そういう感じのおっさんが、スナックなり居酒屋なりに行って、そこのママなんかにくどくど愚痴を言っている、そんな力加減の人たちですよ。

あれはね、どっかで何かを吐き出してからじゃないと人間に戻れないんですね。

古い知り合いがずっと昔、そのころよくあったタイプの歌える店ってやつでピアノ弾きをやっていました。カラオケがまだ全盛になる前、アップライトピアノが一台置いてあって、ピアノ伴奏で歌える店です。ときどき私が遊びに行くと、そこに来ている客は典型的にみんなそういう人たちでした。延々と自分語りを繰り広げるタイプの人たちばかり。

そこのママさんが私より一〇歳ぐらい上だったかな、当時三〇代から四〇代くらいのちょっときれいな人だった。人の話なんかまるで聞かないくせに「そうね、そうね」って言う（笑）。ああいうところのママさんてそうなんですよ。すごく親身に聞いてる感じで、実は一言一句耳に入ってない。

しきりにかき口説くように訴えてる客がいました。一人飲みするやつはそうなんですよ。

そういう連中を見てると、やっぱり酔っ払いって変だなって思いますよね。酒ってそういう人たちのはけ口になったんですよ。これはアル中とはまた別の文脈なんですけど。

アル中になっちゃう人は、そういうなかの、まぁエリートですから（笑）。吾妻ひでおさんもエリートだって言ってました。「久里浜の先生にかかったんなら、エリートに間違いない」と。大学の世界で「東大偉い」というのと一緒で、「久里浜か！　すごいな」っていうのはあるんですよ。いろんな酒の飲み方がある中の、上でも下でもない別格のところにアル中の人たちはいる。

酒を飲んでいる人たちは、みなどこか意識しているんですよ。「オレ、大丈夫だろうか」ということも含めて、「アル中の人たちって何なんだろう？」という、好奇心と怖さを。

神秘的なくらい「オレはアル中じゃない」

私も考えてみれば三〇歳になったばっかりのころは、ちょっと飲み過ぎだなぁと思ってたりしたんですよ。実際に飲み過ぎなんだから当然なんですけど、だけどあるときから、「オレは飲み過ぎじゃない、オレは全然大丈夫だ」と思い込んでました。なんで思い込んだのかわからないぐらいそう思い込むんですよ。

それはきっとね、脳の何かの回路をアルコールがコントロールしているんだと思う。

頭の中に入っていって憂鬱になるスイッチを押して、「死ぬほど憂鬱になったら、お前飲んじゃうだろ」っていうことをさせている。脳を支配するっていうのはもしかしたら、案外簡単なことかもしれない。

これは全然別な話ですけど、ある種の寄生虫、バッタの中に入って、お腹の中全部その虫でいっぱいになる、気持ち悪い寄生虫がいるじゃないですか。なんだっけ「ハリガネムシ」ですか。あの寄生虫って結局、中を食い荒らすだけじゃなくて、最終的には虫の脳に入って、その脳を支配して、その虫を水場に走らせるらしい。お腹の中がハリガネムシでいっぱいになったバッタは、自分からわざわざ水に飛び込んで死ぬんですよ。勝手にその辺の野っ原で死なれると、ハリガネムシとしては自分も一緒に干からびなきゃいけないから、宿主である主体を水のほうに運ぶんです。そうして、水の中でハリガネムシは全部外に出て次の宿主に行く。信じられないコントロール能力を持っているわけです。

アルコールにもちょっと似たところがある。アルコールがある程度進むと「オレはアル中じゃないぞ」という考え方に支配される。客観的な証拠が山ほど揃っているのに「オレはアル中じゃない」と信じ込んでしまう。そんな独自のコントロール回路が発動するんじゃないかと思います。陰謀論じみてますけど。

否認の病

だから否認の病っていうのはウソじゃない。

自分の周りで、この人はもうさすがにアル中だろうという人に、「○○さん、やばいですよ」って言うと、「オレは全然大丈夫だ！」と、そういう人にかぎって強く主張するわけです。ちょっと飲み過ぎかなぐらいの人だと、「オレ自身も、けっこうやばいと思ってるんだよ」と答える。アルコール依存に片足突っ込んだぐらいの人たちのほうが、危機感を持ってるんですよ。

これが両足入っちゃうと、「全然大丈夫だ」となぜか否認の側に傾く。だから、誰かに連れていかれるケースが多いんじゃないんですか。

私も病院に行った最初のきっかけは、幻覚と幻聴が出たことだったんですが、そのときに実は一緒に会社をやっていたやつが、今の言葉でいう統合失調症ですか、それを発症していて、いろいろそいつの後始末やら何やらで奔走していたタイミングでした。だから「オレにもついに来たか」と思った。私は自分が頭狂ったかと思ったんです。

けど、いきなり精神科に行くのは気が引けたから、心療内科にちょっと行ってみたら、その医者が「あなたは完全なアル中ですよ」と言った。「あぁ、そうですか」って言いながら、「あの医者はわかってねぇや」って思ってたりしたんですよね（笑）。

客観的証拠が山ほど揃っていても、たとえばオレは毎日飲まない、オレはこの間一週間抜いたぞ、と「証拠」をあげて自分はちがうと思っていた。

もともとがそんなに強くないから、ボトル二本空けるといったタイプじゃない。ボトル一本を一晩で空けたことはないかな。だいたい私は半分飲むと倒れちゃうぐらいでした。ボトル四分の三飲んだことはそこそこあってもね。

世の中には一本空けちゃう人っているじゃないですか。

吾妻さんとの話にも出ていたんだけど、アル中というのは必ずしも量じゃない。私のようなそんなに酒が強くない人は、それこそ言ってみれば日本酒三合とか、たいした量は飲んでない。だから、「量が少ないからアル中じゃない」とその人たちは思っている。量や頻度や、いろんなところで違う「証拠」を見つけるんですよ。

肥満のリバウンドに似ている?

それは、肥満のリバウンドに似ています。

オレも去年だか、一昨年だか、一〇キロ痩せたんですよ。あれ、かえってよくなかったと思うんだけど（笑）。「あぁなんだ、その気になりゃいつでも痩せられるんだ」ってことになりましたね。そうすると多少増えていくことがあんまり苦にならなくなる。私の場合三カ月で一〇キロ減らしましたけど、二カ月で一〇キロ減らすような、ああいうことやっちゃいかんですね。

実際その三カ月間、えらく食べないわけです。食べなきゃ痩せるに決まっている。ただ、いろんなものを食べないで暮らす暮らしは、三カ月しかもたない。一〇キロのラインを超えた瞬間に「できた！」という気になり、また元に戻っていくわけです。いまでもこう言いながら、一〇キロだったらいつでも減らせると、どこか思っている。やっぱり一度できちゃったことだと。

昔、単行本の原稿を書かなきゃいけないのにまるで書かないでいて、さすがに小学館文庫の編集長さんがキレて、ちょっと怒鳴られたことがあるんですよ。いい大人がいい大人を怒鳴るかなと思ったんだけど、そこまで怒鳴られた以上、「わかったよ」ってんで一週間、いや五日間で二五〇枚書いたんですよね。

後々、それが自分の中で標準になった。自分は一日五〇枚はいける奴なんだ、と。要するに、一週間あれば一冊書けちゃう奴なんだというふうに、あのときの異常な火事場の馬鹿力を自分の標準値に設定する、という間違った考え方をもった。後にも先にもあんなことできたことないんですけど（笑）。ゴルフでたまにすごい球打ったっていう、そういう話に近いのかもしれませんね。

考え方の病気です

アルコール依存って言ってみれば、考え方の病気です。

飲むとか飲まないってこともあるけど、ものの考え方そのものが、「オレはあのときにあれだけできたんだから今でもできるはずだ」とか、そういうふうにものを考えるようになる。アルコールのことだけじゃなくて、いろんな場面でそういう考えが顔を出すんです。

だから、オレに五日の時間をくれれば二五〇枚揃えてやるよと、どこか心の底で思っている（笑）。絶対できっこないんですけど。

こういうことに自分で気づけたのは、「小田嶋さん、絶対あなたはアルコール依存だから、病院に行ってください」と非常に粘り強く長いこと言ってくれていたHさんという編集者さんがいたからです。その人が長年くどくど説得していたのがあったから、医者にアル中宣言をされたときも「あぁーHさんが言ってたアレかなぁ」と最終的には素直に受け止められたんだと思います。

アルコール依存についての予備的な知識をまったく持たない状態でいきなり診断されても、「ウソつけ、バカヤロー」と、治療に行かなくなったと思う。その編集者さんはうちの嫁さんなんかにも、「お宅のご主人は要注意ですからね」と、家族としての対応のしかたについてもアドバイスをしてくれていました。

その人がなんでそんなに詳しかったかっていうと、父親がアル中だったからです。九州のほうの警察官だったらしいんですけど、お酒の問題で何度か失敗をして結局解雇になってしまった。そんなこんなで父親と訣別して東京に出てきた人なんですよ。その親父さんという人は、最終的にはアルコール性脳萎縮で痴呆のようになって死んでいったという話をしてくれてました。

イギー・ポップっていう歌手がいます。そのイギー・ポップに、「ラスト・フォー・ライフ」っていう歌があるんです。ラストは欲望という意味のLUSTで、人生への欲望。その歌の中で延々と繰り返されるのが、オレは必ずこの間違った世界から脱け出して絶対に一旗揚《あ》げてやる、という歌詞なんです。その「ラスト・フォー・ライフ」の中の、「オレは必ずできる」「オレはやってやる」というサビは、すごく前向きに聞こえる話なんだけど、Hさんに言わせれば「それってうちの親父が頭おかしくなってからずっと繰り返し言ってたこと」だそうです。

実際アルコールで頭おかしくなって全然引き返せなくなった人たちの中には、オレは必ず成功する、みんなオレの実力を知らない、そういう自己肥大妄想に浸っている人たちがけっこういます。アルコール依存症患者の中でも度の進んだ人たちは、こんなふうに自己評価が曲がってくる。

だからAAで会う人たちも、この人は今酒やめてるかもしれないけど、これでいいのかな、っていう人たちがいます。会って話すと自慢話ばっかりしてたりするんです。断酒中のアルコホリックでさえ、比較的自慢話というか自己肥大な感じの話題が多い。それはまだ頭がちゃんと戻っていないから。あれが飲まないで五年も経てば、たぶん真人間になるんでしょうけど。またスリップしちゃう人が、八割から九割ですからね。結局ああいう考え方をしてこの世の中で生きているには、飲まないでいることがすごく難しいんですよ。

そういう意味ではオレ自身も、単純に飲む病気じゃなくて、考え方がどうかしてるという、けっこう危ないところから引き返してきたんだなって思いますね。だって書くものににじきに現れたかもしれないですから。

吾妻さんもそれこそ一番ひどかったときには、同僚の漫画家が自分の悪口言っているという変な妄想を抱いていたと言ってました。で、「あいつは終わった漫画家だ」と妄想のなかで言った相手に「冗談じゃない」って電話したんだそうです。どうかしてますよね（笑）。

異様にケチになって、ケチつけていた

じゃあ妄想を抱いてないときのアルコホリックがまともなのかっていうと、やっぱりおかしい。普段のものの考え方が、どこかで少しずつおかしいんです。すんごいケチだったり、異様にひがみっぽい、とか。

私も一番酒を飲んでたころ、お金に困ってはいたけど食うに困るほど困っていたわけじゃない。なのに、やっぱり今から思うと明らかにケチになっていました。同じメーカーのティッシュが別の店に行くと一五円高いみたいなことあるじゃないですか。そういうことのひとつひとつに、すごく怒っていた。「何気取ってこんな値段つけてんだ」って。店によって値段のつけ方があるわけだし、オレが怒る筋合いじゃない。でも、なんかね、すごく腹が立つんですよ。そういうお金のことでちょっと行き違いがあると、すごく疑心暗鬼に陥る。

この調子で飲んでたら大変なことになるぞ。そんな危機感がそっちに現れているのかもしれません。

私は本来は子どものころからケチだった人間じゃないし、今でもケチってことはないと思うんだけど、あの当時は、そういう細かいところがどうしても許せない人間でした。

あとね、サントリーっていう会社が異様に嫌いでした。別に酒のうまいまずいじゃなくて、酒を売ってる会社のくせに文化的な匂いさせてたでしょ。メセナやってたり、なんとなくディレッタントな感じ。ディレッタントな日本人はほかにもたくさんいたけど、酒を売ってる奴が文化人気取りかよって。そこのところが許せなかった。今でもあんまり好きじゃないですけど、当時のサントリーに対する憎しみはちょっと度を超していました。サントリーのお金になるような酒は絶対飲まなかった。でも、人がくれたら飲んじゃう(笑)。ごちそうされたら飲んじゃってましたけど、自分で買うとか、制御できる範囲でサントリーは口にしなかったですよね。昔、「噂の真相」にサントリーをケナす原稿を書いたことありますよ。

九〇年代の頭ぐらいに、「ジアス」っていうビールがあったの覚えてないですか? あの、アルミ缶のジアス。正式名称は、サントリー・イズ・シンキング・アバウト・ジ・アース。で略してジアス。商品名を日本語に翻訳すると、サントリーは地球のことを考えていますっていう意味になる。コマーシャルにはロンサム・ジョージという約八〇歳の当時絶滅していて最後の一頭だったガラパゴスゾウガメの映像を使ってました。そこがまた腹の立つポイントだった。オレが大好きなガラパゴスのゾウガメを利用してるってことがまず頭に来たし、アルミ缶で酒売っておいて地球に優しいはねぇだろって。

まあ、そもそもエコっていう態度そのものが大嫌いだったんですけど。酒を売る人間が地球をネタに説教垂れてんじゃねえよ。お前らが地球環境をキレイにしているっていうのは、アル中で人を殺しているからか？　みたいなことを書いたのを覚えてます。

そんなこんなでアル中の最盛期にはやたらと腹を立ててました。けっこう思い込みが激しくなるんですよ。

酒飲みの中には、概《おおむ》ねまともなんだけど、このポイントだけはこだわりが強すぎるっていう人がいるじゃないですか。この人はとにかく野球の話をさせると猛烈に頑固で話にならないっていう感じの人。ねぇ（笑）。あれもきっとアルコールの何かの作用だと思う。何かのポイントのところで、その考え方の柔軟さがゼロになっちゃってます。

依存「物質」があるのではなく、依存「体質」がある

アルコールの問題って、医者がどう説明するかわからないですけど、結局脳の問題です。いわゆる禁断症状というのも、要するにあるものがないときに脳が異常反応しちゃうことですから。具体的な症状としては、手を震わせたり、幻覚を見せたりするわけですけど、基本的には脳の病気です。

あるいは潔癖症だったり、強迫神経症の人たちって、手が汚れていると思うと一日一〇〇回洗ったりするじゃないですか。あれも、要するに脳の異常反応ですよね。何かショックなことがあったときに、手を洗うことで気持ちが落ち着いた経験があったとする。そうすると、その手を洗うという行為に嗜癖《しへき》するというか、依存するわけです。

その何かへの依存というのは、みんな似た仕組みがある。一日一〇〇回手を洗ってる人たちの精神の構造と、酒をやめられない人たちは、現れ方がずいぶん違うし、ジャンルも違うけど、基本的には脳が強迫的なループに陥っている意味では同じ種類のことなんだと思います。一日一〇〇回手を洗う人たちもその点を除けばまともな人なんだろうけど、そういうところに陥ってしまう何かを持ってる人は、どこか脳の問題として、神経症に陥りやすいということはありそうな気がします。

依存全般については、青山正明さんという人が面白いことを言っています。『危ない薬』っていう、あの世界では古典的名著と言われてる本を書いた人です。

その青山正明というライターさんには私も二度ほど会ったことがあるんですが、彼は日本人としては珍しく、マリファナ、コカイン、ヘロインまで、あらゆる麻薬を全部自分でやってみてそのレポートを書きました。当然当局にマークされてた人間です。

その彼が常々主張していたのが、依存物質があるんではなく、依存体質があるんだ、という仮説でした。

依存体質の人間はチョコレートにだって依存するし、納豆にだって依存する。だけど、物質との付き合い方をきちんとわきまえて、薬物と正しく対処する、コントロールするプログラムを自分の中に持っていれば、依存に至らないで薬物と楽しく付き合える、と。でもその青山さんはその本を書いてから何年かして自殺しちゃいました。ですから結局彼が依存薬物と正しくかつ楽しく付き合えていたのか永遠の謎です。

ともあれ、彼が生前展開していた主張は、依存症患者の耳には魅力的に響きます。なにしろ依存も中毒もいつでも引き返せるショートステイの旅行みたいなもの、なわけですから。まあ、そうしてみんなヘロインなんかから抜けられなくなるんでしょうね。

アルコールは、コカインだったりヘロインだったりするものとは種類は違うけど、世界で一番メジャーなドラッグだと思いますよ。

コラム　酒と文章1

古来、酒を愛した文筆家は数多い。

ウィリアム・フォークナーの大酒は名高いし、トルーマン・カポーティーのアルコール依存も筋金入りだった。わが国でも、太宰治、永井荷風は言うに及ばず、檀《だん》一雄《かずお》、開高健、中島らも、と、斗酒《としゅ》を辞さぬ覚悟をペンに託した書き手はそれこそ枚挙にいとまがない。

しかも、酒徒として挙げられた名前をあらためて眺め直してみるに、いずれも、名だたる名文家ばかりではないか。

とすると、つまりアレか？　酒を飲むことは、文章を書くことの助けになるのだろうか。でなくても、飲酒にともなう経験や、酒を通じて知り得た人々との交際が、行間に芳《ほう》醇《じゅん》な余情をもたらすぐらいなことは、おおいにありそうに思える。どうなのだろう。本当のところ、アルコールによる酩《めい》酊《てい》は脳内にある作文中枢をスパークさせるものなのであろうか。

先に結論を述べる。

酒は文章を書くためのガソリンにはならない。というよりも、およそ何の役にも立たない。ガソリンがドライバーにとっての栄養にならないのと同じことだ。

文筆家に酒飲みが多い理由は、酒が文章を磨くからではない。単に、売文生活が引き起こすストレスや、家仕事《うちしごと》の鬱憤《うつぷん》が、手近な酒に向かいがちだというだけの話だ。

「でも、古くは『李白一斗詩百篇』とも言われたそうじゃありませんか」

なるほど。おっしゃるとおりだ。李白が大酒飲みだったことも、彼が大詩人だったこともたしかな事実だ。が、その二つの事実の間に因果関係があったとは限らない。

たとえばの話、高橋和巳《かずみ》はひどい痔《じ》に苦しんだ男であると同時に、優れた小説家でもあったが、だからといって、重篤な痔疾を獲得すれば傑作が書けるというものではない。当たり前の話だ。

大切なのは、幻想を抱かないことだ。

文章にファンタジーをもたらすのは、書き手の理性であって幻想ではない。書き手が明晰さを保っているからこそ、作品の中の夢幻をコントロールすることができるのであって、ラリっている詩人がラリった言葉を並べてもファンタジーは生まれない。

酒を飲んだ人間は、とかく幻想を抱く。しかも、彼は、特に酒に対して幻想を持つ。

酒があれば何でもできる、と。

もっとも、酒の力を借りた人間が、普段なら到底できないことをやってのけるケースがないわけではない。いまこの時も、できないはずのことを成し遂げようとしている酔っ払いが、世界中のカウンターでとぐろを巻いているはずだ。

しかし、考えてみてくれ。酔っ払ってレバーソーセージと自分の舌の区別もつかなくなっている男が、どうして適切な文章を書くことができると思う？　いや、私は制御不能な酔っ払いだった時代に、レバーソーセージと自分の舌を間違えて、蒲田の居酒屋のテーブルを血だらけにしたことがあるのだよ。

「じ、自殺ですか？」

違う。死んだほうがマシな状態ではあったが、死のうとしたわけではない。

とにかく、救急車が飛んできそうな騒ぎになった。で、私は、自分の血をゴクゴク飲みながら、なんとかその場をしのいで、タクシーをつかまえた。立派な対処だった。そうだとも、快挙だ。

が、その快挙自体、そもそも舌先を噛み切らずにいれば、成し遂げる必要のない作業だったわけで、要するに私は、余計なことをしていたのである。

それでも、ここまでためになる実話をまじえて教えてあげても、酒飲みは、夢を見ることをやめない。たとえば、酒の力で普段の自分にはない発想を得られるとかなんとか、酒に囚われた人間は、いつまでもぐずぐずとそういうことを考えている。

はっきり申し上げておくが、酒がアイディアをドライブさせるなんてことは金輪際《こんりんざい》あり得ない。絶対に、だ。

ただ、深々と深みにハマった酒飲みの場合、適量の酒が入らないと考えがまとまらない事情があって、そういう人間をほかの人間が傍《はた》から観察していると、「あの人は酒を飲んだとたんににわかにバリバリと原稿を書き始めたぞ」と、変に感心してしまうものなのかもしれない。

で、そういう目撃談が、酒仙伝説みたいなロマンチックな誤解を広めるケースは、たしかにあるといえばある。

私自身、アルコール依存症の患者であった当時、酒が切れて、一行も進まなくなった原稿が、グラスに三杯のジンの力を借りて、夢のように仕上がった経験がなかったわけではない。というよりも、そういう経験は山ほどあった。ウィズ・ア・リトル・ヘルプ・フロム・マイ・フレンド。たしかに、あの当時、酒は、私にとって、重要な執筆のフックになっていた。

見逃してはいけないのは、アルコール依存患者であったオダジマにとって、酒が執筆の条件になっていたのは、アルコールの効用というよりは、単に病気の症状だったということだ。つまり、オダジマは「酒のない状態では原稿を書くことができない病気」にかかっていただけなのである。

ということはつまり、酒を執筆のスイッチにできる書き手になるためには、その前にまず本筋のアルコホリックにならないといけないわけで、この取り引きは相当に分が悪い。というのも、アルコホリックの原稿書きになるということは、一日のうちに、三時間程度しか原稿を書く時間を確保できない書き手に身を落とすということで、それというのも、アルコホリックのライターは、真素面《ましらふ》のときは気分が沈んだりイライラしていたりして原稿を書くどころの騒ぎじゃないし、泥酔したら泥酔したで、アタマが悪すぎて文章なんか書けっこないしで、結局、アルコホリックが多少ともマトモな文章を産出できるのは、シラフと泥酔のピストン運動の途中経過に生じる、奇跡みたいなほろ酔い加減の時間だけだからだ。なんと哀れな生き物ではないか。

アルコール依存に陥る前の私は、紅茶でも味噌汁でも原稿を書くことができた。で、断酒して一八年を経た私は、ようやく、水を飲みながら原稿を書くコンディションを回復した。こっちのほうが良いに決まっている。

さて、酩酊そのものは別として、酒がもたらす出会いや経験が、人生を豊かにし、ひいては文章に余韻を賦与《ふよ》すると考える人間は、やはりあとを絶たない。

私も、彼らの考えを全面的に否定しようとは思わない。たしかに、人生の前半期において、酒のおかげで知り得たことは、少なくなかったかもしれない。

酒ゆえの浅慮《せんりょ》に衝《つ》き動かされて、手近な女性を口説いてしまうといったなりゆきは、誰にでも起こりがちなことだし、そのケアレスなウィスパーがもたらすところの愚行とそのダメージが、結果として、男の書く文章に、ほろ苦い余韻を付加するということはあり得ない話ではない。

もっとも、その場合、文章に深みを与えたのは、酒そのものではなくて「失敗」だ。

失意や失敗は、時に、文章に渋みを付け加えてくれる。

とはいえ、失敗の仕方については、よくよく考えなければならない。

失敗は、成功の母のような顔をしているが、たいていの場合、別の失敗の愛人であり、さらに別の失敗の母親になるものだからだ。

三日目

そして金と人が去った

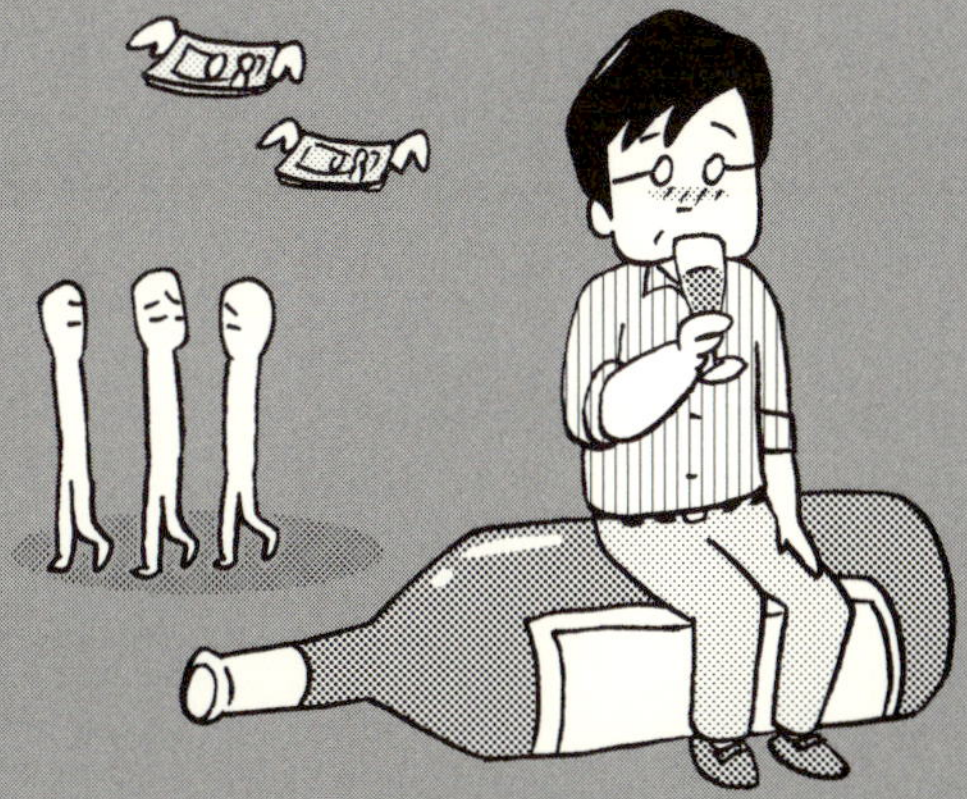

玉井病院の常連さん

最終的には二週に一回ぐらいですけども、何も食べられない日が必ずやってきます。

水も飲めない。

水を飲むと吐いてしまう。何を飲んでも必ず吐いちゃうんだけど、喉は渇く。で、どうしようもないんで点滴を受けに行ってました。そうだな、月に一回か二週に一回か。九三年から九五年くらいはずっとそんな感じでしたよ。

当時住んでいた家から電車で二つ行った「玉井病院」という病院に通ってました。新宿のすぐ隣という土地柄もあって、喧嘩して血だらけになっている奴とかが来る病院です。ある大物政治家がお金のスキャンダルですごい責められたときに、「入院中です」と言ってマスコミの追及を逃れた、そのときに入院した病院でもあります。

結婚したのが八九年だったかな。ん、八八年か。そのころすでに私は、広い意味ではもう中毒とか依存症の段階に入っていたと思う。まぁ、ひどく飲む人ではあったんです。

ちょうど結婚式の四日前ぐらいに、当時アルバイトしていた放送局で知り合ってバンドをやってた連中と飲んだんです。その帰り、車から降りたとき、転んで縁石に額の生え際あたりをぶつけて切ったんですよ。オレは全然覚えていないんですけど。で、すごく血が流れて、そのときも玉井病院に行った（笑）。だから結婚式の日は、額の髪の分け目あたりに傷（6針）があったんで、逆分けになってました。前日までずっと包帯してたんで、ズラじゃないかって声が出たくらいです。

それから結婚してまもなく友だちが大勢で遊びに来たんですよ。酔っ払って、「オレがサラダを作る」と言い出したのはいいんだけど、スライサーでキュウリをスパスパやってたら、指先をスパッと切ってしまった。かなり深く……。血が全然止まらなくて、タオル一本絞って血が出るくらい出たんです。そのときも玉井病院にお世話になりました。

点滴打ってまた飲む

酔っ払いはすごく怪我するんですよ。転んだり、切ったり、いろいろと。

そのころから外科にはよくかかっていました。で三年後には、行きつけみたいに点滴を打ってもらいに通うようになっていた。自分でも「これはまずいな」と思ってはいましたね。でもアルコール依存だとは全然思っていなかった。酒の飲み過ぎで体調が良くないってふうに思うだけで。

気がつくと足首がすごく太くなってました。浮腫《むく》んで、指を入れると第一関節が埋まった。本当なら一番皮下脂肪のないところなのに、指を入れたへコみが戻ってこない。当時は体重も四七キログラムですから皮下脂肪なんかありゃしないんですけど。それでもスネの骨なんかが当たんない。それに、だいたいいつもどこか痛いんですよ。原因不明の変なあざがあちこちにありました。

とても良くないとはわかっていた。けど、そこを深く考えられないのが、アルコール依存の症状のひとつ。

アル中を映像的に描写するとき、「酒だぁ！」と目を血走らせて、震える手でガーッと飲むシーンがあるじゃないですか。あんなことはありません。アレは、酒に溺れていることをわかりやすい画《え》として描いてるだけの話です。典型的なアルコール依存者を、隔離病棟で一週間酒から離しておいて、「はい飲んでいいよ」って言ったら、ああなるのかもしれないですけど。普通のアルコール依存者は酒を絶対に切らさない。離脱症状で手が震えたりする、もっと前の段階で飲んじゃってますから、ああはならない。

連続飲酒発作になると、起きて水を飲んでも吐いてしまい、酒すら飲めなくなる。そのときでさえもちょっと、酒は欲しくなるんだけど、物理的に酒どころじゃない。点滴以外に方法がないわけです。吾妻ひでおさんも、「何も飲めない。あれが一番つらい」って言ってました。そんなにつらいのに、ようやく点滴をしてもらって回復したら、すぐに飲むんですね。点滴をしてもらうと、うそのように脱水症状が改善されて吐くモードじゃなくなる。水も飲めるようになって、空腹もひどいから、ちょっとものを食べたりして。そして、ようやく体調が落ち着くといきなりもう飲んでいる。あそこで飲むっていうのが、やっぱりどうかしてます。

点滴をしたその日にはもう飲んでいる。

それを、専門用語で、「アルコールサイクル」って呼ぶそうです。飲んで止まらなくなることを、連続飲酒発作と呼んで、それがあるかないかが重要な診断のポイントらしいです。

まともな人のフリが上手

毎月か二週間にいっぺん点滴に通っていたら、さすがに医者が気づき、「アル中です」と言われると思うでしょう。それがまったく言われなかったんです。あまり詮索せずに、「脱水症状ですね、点滴打っておきましょうか」と言われただけです。

同じ医者が必ずしも担当するわけじゃないですからね。それと、二四時間対応の救急病院みたいなところだったので、だいたいもっとまずい人たちがたくさん来てましたから（笑）。オレなんか軽症でした。

点滴を受けに行っている人たちって、世の中にけっこういます。ひどいブラック企業で過酷に働いていていてときどき点滴自慢している奴っているじゃないですか。「診断は要りません、ちょっと体調悪いんで点滴を打ってください」って頼む人たちがそこそこいるんですよ。

私も「ちょっと点滴したほうがいいと思うんで」って行ってました。そのときには、どんだけ飲んだのかという話はしません。

アルコール依存者は長く付き合う人たちからは必ず見破られるんだけど、シラフのまともな人のフリがすごく上手です。ドラマの中のアル中患者みたいにあちこちぶつかりながらヨタヨタ行くわけではなく、ちゃんとまっすぐ歩いて行く。なるべく小ぎれいな格好をして。ちゃんと歯も磨いて風呂にも入って。

実際、一目見ただけでわかっちゃう人たちは、引き返せない人たちです（笑）。私も、編集者に会うときは、「この人酒くさくないか？」って思われたことはあっただろうし、急に電話かけたときに「この人なんか言っていることが辻褄《つじつま》が合わない」ということも、あったはず。だけど、会った瞬間、「あれ、小田嶋さん雰囲気が全然ヤバイぞ」ってことはなかったはずです。ひどく痩せている、顔色が良くないぞ、ということはあっても、ポロポロふけが落ちている、解《ほつ》れて破けたものを着ている、近寄っただけで臭う、……そこまでのことはなかったでしょう。極力注意してましたからね。まあ、めったに人に会わないっていうこともありましたけど。

一人暮らしがいけなかった……

あのころ、事実上、一人暮らしをしていましたからね。

子どもが生まれたんだけど、だいたいあんまり家にいたことはない。というのは嫁さんの実家が、当時住んでた笹塚から急行で二駅、各停でも四駅のところにあったんで、産後、お母さんと妹さんのいるそっちに行ってましたから。

オレはあんまり役に立たないと思われていた。

一度、子どもを連れて遊びに来たときに、オレが「風呂に入れる」って言い出したそうです。風呂に入れたのはいいんだけど、子どもって動くじゃないですか。

動くってことはあんまり想定していなかった。アアッと動いたんで「何動くんだよ」って言う間もなく、落っこちちゃった。ガン！　って音がして、頭を切ってすごく血が出たんですね。それを見たオレが、笑ってたらしいんです。「すんごい血が出るんだね、子どもでも」って。嫁さんの印象では、血が出たのもひどかったけど、大笑いしたのがすごく良くなかったようです。オレもよく覚えてないんですけど……結局覚えていないんですよ。

一種のパニック反応だと思うんですけど、それはいくらなんでもひどいという話になり、オレに子どもを近づけないようになった。で、ますます離れておかれていったのが、朝から飲むことの歯止めが効かなくなった原因かもしれません。

家族がいると、隠れて飲む、いないときにちょっとだけ飲む、そういう感じになるけど、ずっと一人暮らしだと朝からぐいぐい（笑）。もともとあんまり酒に対して良くないぞって言ってたのに、さらにまずかったのは一人暮らしを始めたこと。

という話を嫁さんにしたら、彼女の観察ではちょっと違いました。

一緒に会社をやっていた奴がおかしくなって

この前少し言ったけど、ずっと一緒に会社やっていた奴がいる。彼が社長でオレが専務で、もう一人常務がいて、三人で株式会社をやっていた。八六年、八七年ぐらいに設立して、九二年か九三年ぐらいまではその会社から給料をもらう形にしていたんです。コンピュータの仕事とオレのコラムの仕事と、だいたい三人で同じくらい稼ぎながら、給料を山分けにする。そんな感じの会社でした。

九一年か九二年ぐらいかな、その社長だった奴が、頭が……。なんていうの、統合失調症か。九一年のアップル社のカンファレンスかなんかで渡米したときに、ストレスがかかったのかどうか知らないけど、ホテルの中で「小人が歩いている」と言い出した。「え?」っていうような感じだった。で、そのまま帰ってこれなくなって、ニューヨークで半年も入院していた。帰ってきても、やっぱり全然おかしかった。それが、引き金になった、と嫁さんは言う。

オレはもうそのことはあんまり覚えていない。

酒を飲む理由はないっていう話をこの前したじゃないですか。あれは実際に概ねそのとおりなんですよ。なんでも飲む理由にはなるし、きっかけとしてのそれはけっこうあったと思います。

正式には、会社をたたんではいないんですけど、やめざるを得なくなって、まぁ一人でやるという形になった。

すごく馬鹿な話なんだけど、会社を三人でやっていたときには、三人で山分けをするとはいうものの、たとえば、三人が全員八〇〇万円ずつ稼いでも五〇〇万円ずつしか山分けされない。ふつうの株式会社なら、利益を出さないように、経費として落とすわけです。けど、われわれは経費をほとんど使わなかった。稼いだ金を全部プールして、「はい、これが利益です」と申告して、ガーッと税金持って行かれていました（笑）。そんな牧歌的な経営していたもんですから、会社やめたら、いきなり生活が楽になっちゃった。稼ぎがそのまま自分の収入になるからね。こんなにオレ、稼いでたんだって思った。

朝日新聞のKさんっていう編集者さんに、ツイッターが始まったばかりのころ、「原稿を延ばした理由についてとんでもないことを言われた」と言われました。「なんか言いました？」と尋ねたら、私は当時、「貯金見たらけっこう残高があるんで、働きがいがなくなりました」と言ったんだそうです（笑）。最低な話です。

先輩の誘いを断る新人

そもそも振り返るに、二〇代の前半の酒飲み始めたころは、実際酒好きじゃなかった。

よくそう言ってましたよ。

大学を出て、大阪の会社に入ったばっかりのころ、先輩に飲みに誘われるとたいてい断ってました。すると、「なんだ、酒飲まんのか」と言われるわけです。

「いや別に飲めないわけじゃないです」

「じゃあ行こうやないか、酒嫌いじゃないんだろ」

「酒は好きですけど、酔っ払いは嫌いですから」

喧嘩売っていたようなもんです。まあ、新入社員が先輩に連れられて飲みに行くのって、どうせ説教食らうだけじゃないですか。私はまた説教すべきポイントの多い新人でしたし……。彼らは説教しようと思って酒に誘う。それがわかっているから、「まあ酒は好きですけど酔っ払いは嫌いです」と言って断ってる。まあ、いやな野郎ですよね。

「帰って何するんだよ」

「いや日記書いて編み物するんで」

最悪ですよ（笑）。相手の嫌がる、逆撫《さかな》でするようなことをわざと言ってました。

私が会社を辞めた理由

八〇年代前半、一瞬だけローラースケートが流行った。インラインスケートってやつです。

私が子どものころのローラースケートは輪が鉄だったんだけど、それがゴムの輪になって、ずいぶん静かになった。それで流行ったんですよ。ローラーディスコができたのもゴムの接地のいいローラースケートができたからです。

そのころ、ちょうど私が新人だった時期で、大阪の千里中央にあったローラーディスコに行ったんです。子どものころにローラースケートをやった覚えがあったんで、グルっと回れば回れた。フィギュアスケートみたいにつま先で立てなくても、ベタ足でグルっと回れば片足になって、回れたんです。そのとき、それをやろうとしたら、まるっきり足首が動いてないのに、体が回転して……。ボキって音がした。

脛骨《けいこつ》と腓骨《ひこつ》の骨折。左足のスネの骨が二本とも折れました。ディスコで大惨事ですよ（苦笑）。

それが六月だったかな。担当を持たされて一人で営業先を回るようになって四日目に、いきなり足を折って入院。本当は一カ月って言われてたんだけど、三カ月まるまる休んでやれと思い、八月まで休みました。九月から会社に出たものの、翌年の一月には辞めてますから、ろくに行ってません。

しかも、どうせ辞めるつもりだ、みたいなのがちょっとあった。だから九月から会社に行ってはいたけど、会社が借り上げてくれた社宅を拠点に関西旅行をしたんです。当時、高校の同級生で、浪人したり大学を辞めたり、また大学に再入学したりで、中央大学の一年生だった友だちがいて、そいつが「オレ関西旅行したことないから、お前の社宅があるなら行くぞ」って勝手に来たんです。で、大阪に戻ってからしばらくは、会社をサボって、そいつと奈良やら京都やらを巡ってました。

それがバレちゃったんです。

「オレ、明日から会社出ることになった。バレちゃったから」って言ったら、「いいよ、オレは留守番してるから」と言って、居座る（笑）。そいつがいたんでしょうがない、オレはとりあえず会社行って営業車に乗って、一度家に戻ってそいつを乗せて、また京都や奈良に行ったりしていた。それがまたバレて。もう全然、会社にいられる感じじゃないじゃないですか。

そいつもひどい酒飲みでしたけどね。

そいつがいた間は、玄関の土間のところに空いた缶ビールを並べていったら靴が置けなくなった。一〇〇本ぐらい並んでたかな。

そのときは飲んでいましたよ。

酒に対する考え方が間違っているんですよ。どこか破滅的な飲み方をしてしまう。酒を飲むことは意識を失うことだというのは、ごく若いころ、アルコール依存になる前から、そうだったと思います。

そして気づけば衣装ケースで

だから、笹塚に一人でいたときは止めるものがなくなっていたわけです。

あるとき、トイレと間違えて、衣装ケースのなかに小便をしたことがあった。全然覚えていないんですよ。したことも、そのまま寝ちゃったことも……。あとで下着やら靴下やらをそこから出そうとしたら、「うわ、何の臭いだろう」ってすぐに閉める。で、そのまま忘れちゃう。かなり日が経って、かわいたころに開けたら、すごくいやーな臭いが漂う。しかも、嫌な色に染まっている。「オレ、したんだろうなこの中に」と、そのとき初めて思う。

それが一回か二回じゃないってことですよね。

吾妻さんが、「オレはそれはない！」って自慢してました（笑）。私も、大便はない！　って自慢してたけど、それが自慢になるくらい多いんですよ。中川淳一郎さんは、トイレ行くのも面倒くさくなるからペットボトルにしてるって言ってました。それがたくさん並んじゃって困っているんだと。

怪我はずいぶんしました。自転車で転ぶのもあったけど、肌が弱くなるのかな、ちょっとしたことで擦《す》りむいたり、血が出やすかった。あざだらけだったのは、血がにじむ程度の転倒を意識のない中でけっこうやっていたからです。

外に飲みに行くとそうなっちゃうのが嫌で家で飲む、そんなときもありました。まあ、それでも行くわけですけど。

最終的に帰ってきてはいるものの、「肩が痛い」と思って見たら、擦り傷がある。どこにぶつけたのか壁に擦ったのか、地面にぶつかったのか。

帰ってきたのがいつなのかもわからないし、最後が蒲田だったのは覚えているけど、そこからいつ帰ってきたんだろう？　っていうのは、わからない。

変に気に病んでいたのが、「オレ、金払ったんだろうか」ってことでした。

「食うか、飲むか、どっちかにしろ！」

財布開けてみて、オレいくら持っていたんだろうっていってもわからないじゃないですか。だけど、どうもたいして払っていない感じなんですよ。ライターってあまり金を払う習慣がないんです。だいたい打ち合わせでは誰かが払う。基本的には自分ではあんまり払わないことが多い。だからそうじゃない設定のときでも、勘定があんまり頭にない。特に飲んじゃうとなくなっちゃう。酒場の知り合いみたいな奴と、「大森行きましょうよ」「蒲田行きましょうよ」と言って、帰ってきたのはいいけど、金を払ったかどうかまったく覚えていない。それが、自分ですごく嫌でした。でもそういう奴らだから払ってはいたんでしょうけどね。おごってくれるはずないですから（笑）。

そんなたいして高い飲み屋でもなかったんですけど。終電があるはずなかったし、始発で帰ったのかな。

大森、蒲田あたりのほうに行くときもあれば、鶯谷《うぐいすだに》、上野あたりにも行った。なぜか飲むとあっちのほうに行きたくなる。というか深い酒飲みってあっちに行くんですよ。

大酒飲みってあんまり食べないから、食べ物は関係がない。結局、二軒目からショットバーみたいなところに行くことが多かった気がします。

とにかく本当の大酒飲みってまったく食べないですよね。あれは、食べちゃうと酒があんまり入らなくなるのが嫌なんだと思います。私もつまみはほとんど取らなかった。ピーナッツとかそういうものをかじる程度はしたけれど。あとね、飲むと食べ物がおいしいってよく言うけど私は全然そうじゃなかったですよ。

よく人には「どっちかにしろよ！」って言ってました（笑）。

人が食ってるのがあんまり気分良くなかったんですよ。飲むなら食うなよ、食うなら飲むなよ。そんなことを人に強要してました。

四日目

酒と創作

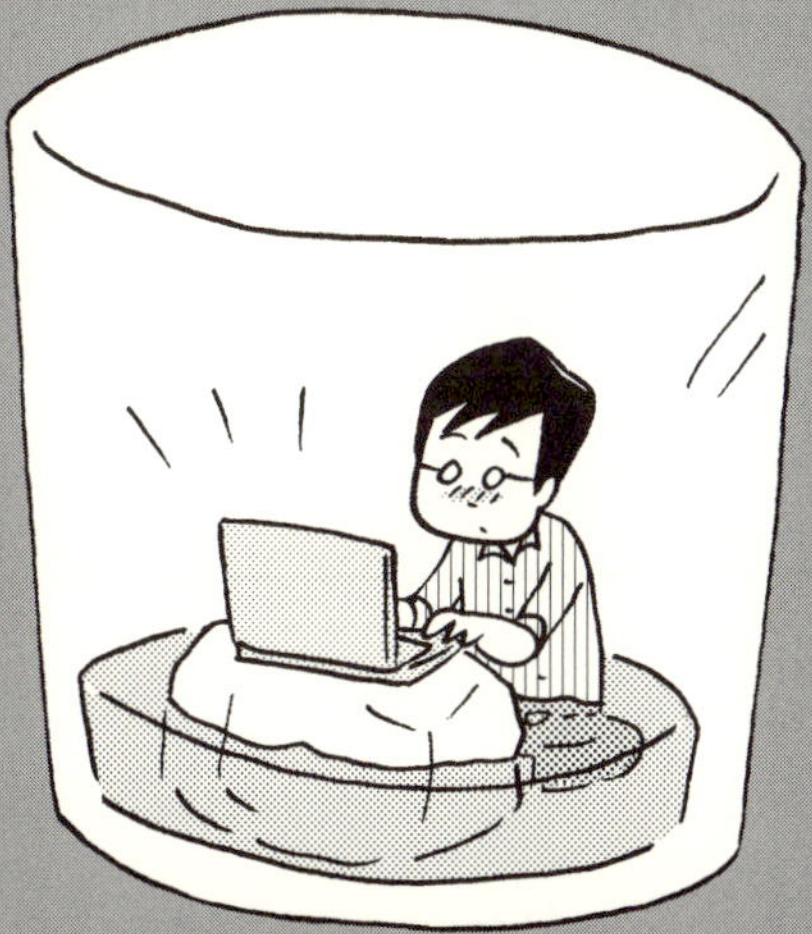

ゴルフができない身体になってしまった

一九九二年の春先のことだったと思うんだけど、徳島に三週間ほどこもって、本を一冊つくったことがありました。ジャストシステムという会社が徳島市の郊外に社宅をいくつか持っていて、そこの3LDKの物件にイラストレーターと二人で三週間ほど住み込んで。そのイラストレーターは、もともと「日経パソコン」の編集者だった若い奴で、気が合うってことで、二人で行ったんです。

そのときも、死ぬほど飲みましたね。

とにかく私があんまり飲むんで、彼もちょっと引いてました。毎朝、昨晩話したことを覚えてない。「小田嶋さん言っていたじゃないですか」「え？　ほんと？」という感じでした。

徳島の中心地からかなり離れたところで車がなかったので、徒歩圏内でしか動けない。しかも、娯楽がなんにもない。だからとにかく酒屋で山ほどジンを買って飲むか、あとはゴルフの打ちっぱなしに行くぐらい。そこで脇腹を傷めました。そういうふうにちょっとクラブを振り回すだけで簡単に筋肉を傷めるんですよ。

体力がなくなってましたから。

ゴルフも実は二〇代の一時期、かなり集中的に取り組んだことがあります。八五年とか八六年ごろ、たった一度のマグレとはいえ八〇台のスコアで回ったこともある。そこそこのゴルファーだったんですよ。それが九〇年ごろ、クラス会代わりにゴルフをやるって言って一度コンペをやったとき、腕に覚えがあったから当然一〇〇以内で回れると思って行ったら、一〇〇どころか一五〇でさえ回れなかった。しかも途中で両足つって歩けなくなって、撤退。あ、オレもうゴルフができない身体になってるんだって思いました。

それでも当時は、アルコールが原因とは思ってなかった。運動不足かな、ぐらいの自覚です。今思えば、明らかにアルコールのせいですよ。最終的に医者に行ったときに、肝臓や腎臓の数字はかなりとんでもないことになってましたから。

アル中という病名で直接に死ぬ例っていうのは、実はあんまりありません。だいたい肝硬変《かんこうへん》とか、大腿骨頭壊死《だいたいこっとうえし》とか、そういう言い方で新聞報道されますよね。美空ひばりさんの大腿骨頭壊死は、事実上アル中の別名みたいなもんでしょう。私もあのまま飲んでいたら、五〇手前ぐらいで肝臓とかでどうにかなっていた可能性があると思います。そんなに丈夫なほうでもなかったですから。とは言うものの、そもそも、肝臓なりすい臓なりがある程度丈夫じゃないとアルコール依存にまで持っていけないということもあるようですが。

仕事が減り、膨らむ借金

そんな状態でも、その徳島では、三週間で本を一冊あらかた書き上げることができました。昼はジャストシステム本社のオフィスにこもってひたすらに原稿を書いて、夜は徒歩圏内の社宅に戻って延々とジンを飲む、という日々を繰り返して。

そのころは、その仕事が大きな収入源だったぐらいで、ろくに仕事はしてません。あとは、昔に書いたものを、本にまとめる活動を比較的熱心にやってました。九〇年代の半ばぐらいって、実は単行本がよく出ているんですよ。だけど当時、ナマのカタチでの原稿料というのは、月刊誌の連載が二つくらいで、あとはパラパラと単発で書くぐらい。書いている仕事としては月に五、六本。一番少ないときには二、三本。コラムを月に三本というのは、週一で書く必要もない感じですよね。

だからかなりの度合いで何もしてなかったです。何もしていないから飲んじゃうのか、飲んだ結果仕事がなくなったのか、それは微妙なところですけど、両方でしょうね。

一九八〇年代の終わりごろの段階では、夫婦共稼ぎで子どもがいないから、気がついたら貯金がたまっちゃって、勤労意欲が湧いてきませんとかなんとか、お気楽な自慢をカマしてたくらいなんだけど、九五年に結局酒をやめようって話になったときには、各方面に借金がけっこうありましたね。

まあ、大方は親と友だちですけど、全部合わせれば五〇〇、六〇〇万円はいっていたはずです。しかもよくないことに、キャッシングのカードを二つつくって、片方のカードの支払いをもう一方のカードで済ませるというカタチで当面の焦げ付きを回避しているうちに、借金額が膨らんでいくという、典型的なカード地獄にハマっていました。それがにっちもさっちもいかなくなって、親に整理してもらったりもしたんですけど。そういうことをあまり考えたくないからというのも、飲む理由になってました。

仕事の少なかったころに、「クロスビート」という音楽雑誌に連載をやっていたんですけど、月刊誌であるまじきことに、三回ぐらい原稿を落としています。そうすると必ず、「小田嶋さんが体調不良のため」とかいって、編集者とバイトの子たちの座談会みたいなページが掲載されてました。ひどい話ですよ（笑）。

「緩慢な自殺」という設定で自分をごまかす

危機感はあったんでしょうけど、抑鬱、つまり非常に憂鬱だってことを言い訳にしているところは絶対にあるんですよ。

アルコール依存者について「緩慢《かんまん》な自殺」という言い方がありますけど、あれは緩慢な自殺だっていう設定で自分をごまかしているというお話です。これは、飲む人の間にはおそらくある程度共通している心理だと思います。

飲むときの気分は「どうせオレはもうじき死ぬんだから飲むんだ」みたいな、そういうフィクションの中で飲む。「今借金がたまっているぞ、連載がなんとかだぞ」とか、いろいろ上手くいかなかったり、困ったことがあるのも、「まあどうせ長い命じゃない」と先送りしちゃうみたいなものの考え方ですよね。

それは私がわりと若いころから持っていた考え方で、いろんなことが困ってくると、「別にそれは長生きするやつが悩む話であって」というふうに考える習慣が身に付いていました。まあ、カード地獄みたいなもんです。面倒なことを先送りにするわけですから、キャッシングの返済を別のカードのキャッシングで返すのと同じことです。で、やがて、それは飲むこととセットになっていきます。酒が切れてきたときに陥る、目の前が真っ暗になるみたいな憂鬱とやっぱりセットなんですよ。

でもじゃあ飲むと陽気になるのかというと、別に明るい気持ちになるわけでもありません。酒が切れて憂鬱な状態と、意識の混濁した泥酔状態との、その振り子のあいだに一瞬だけ訪れる、ほんのちょっと気分がいい瞬間というのがすごく好きだったわけなんですね。当時は。

酒が切れているときは、憂鬱で原稿どころじゃないし、泥酔しても書けないわけだから、原稿は実はそこの、ちょっとだけ酒が入っている状態の比較的精神の安定しているハザマで書いてました。そこのときに書いた原稿がとんでもなくひどいものなのかっていうと、そういうわけでもありません。でも書ける時間が減ってるんですよね、結局。

クリエイターは破滅型の無頼漢であってほしいという願望

だから大酒飲みの小説家やクリエイターは、飲んでも仕事の質は落ちてないように見えるんだけど、量は絶対減っていると思います。

ヘミングウェイは最終的に拳銃自殺しましたけど、「書けなくなったから酒に逃げたんだ」っていう言い方をする人たちと、「飲んじゃったから書けなくなったんでしょ」という話をする人たちがいますよね。私は「飲んでばっかりいるから書くのが面倒くさくなったんだ」と思っています。

書けないっていうことがあったり、書いたものが自分で気に入らないってことがあると、酒を飲むことの引き金になる。まあ理屈のうえでは考えられます。でも結局のところ問題なのは、飲んでしまっていることで、書く時間がとれなくなっていったり、あるいは酔っ払って書いたものを出してしまったり、ということの事故、それの複合的な悪循環ではなかろうかと思いますね。

ヘミングウェイが向こうでどう言われているかあんまりよく知らないですけど、日本の風土には大酒飲みのクリエイターを一種神聖視するふうがありますよね。それは明らかにどうかしていると思います。「小説家なんだから、それは酒に逃げたいときもあるでしょう」みたいな言い方で免罪されたりしてるけど、そんなわけはない。

でも、きっとこれは創作にたずさわっている人間の側の問題じゃなくて、そのクリエイターなり芸術家なりの創作物を読んだり見たりしている受け手の側の思い込みとして、「ものをつくる人たちは、どこかしら無頼《ぶらい》な人であってほしい」という願望が着せ掛けられていると思うんですよ。高田渡じゃないけど「酒仙」と呼んだり。たとえば『人間失格』の主人公あたりでも、死んだあとに知り合いに

「神様みたいな子でした」ぐらいなこと言わせたりしてね。そんなはずないでしょ？　大ウソですよ。

なんていうのか、自分たちは安全なところから見物してるけど、ものをつくる人にはものをつくりながら燃え尽きて破滅してほしい。破滅してほしいとまで思っているかどうかはわからないけど、破滅型の無頼漢であってほしいという願望は、あるタイプのファンの中にはあると思います。まあ、ファンがそう思うのは勝手だけど、本人が思ったら本物の馬鹿ですよ。さっさと破滅しろってことです。

でもって、アルコールだとかクスリがらみみたいなことで嫌な死に方した人がいると評価が高まったりするでしょ。中上健次を好きな人は、「ああだから書けたんだ」みたいなことを言ったり、尾崎豊なんかもそうだし。尾崎豊も最終的には覚醒剤やらなんやらだったみたいですけど、酒もひどかったみたいですね。

私なんか、酒をやめて二〇年になりますけど、いまだに「オダジマは酒をやめて書けなくなった」とか言ってくるヤツいますからね。

で、ツイッターでそういうこと言ってくるヤツのホームを見にいってみると、案の定、生と死のギリギリの境界線の上でたたかっていない人間に、本当の文章は書けないとか、クソみたいなこと言っている。ほんと、感傷でびしょびしょの遺書でも書いて消えてなくなれと言いたいです。

オール・オア・ナッシングという傾向

アルコールのおかげで頭がおかしくなりましたというお話は、もちろんよくある話なんだけど、もともとの考え方の傾向によってアルコールの罠にはまりました、ということも、同じくらい典型的なカタチで転がっていると思います。

ものの考え方だったり行動パターンだったりが二値的、つまりオール・オア・ナッシングの「白か黒か」に振れがちな人間に酒を渡すと、穏やかな飲み方というのか、具体的に言えば少しずつ飲んで適当なところで切り上げる当たり前の飲み方ができないということは間違いなくあると思います。

じっさい、私は、もともと酒に限らず、二値的なところがありました。ある程度トシをとってからはなるべくそうならないように心掛けているんですが、それもまあ、あくまで心掛けているというだけのことだったりします。なにかを始めると、わりとこだわってやっていたのに、ある日突然まるで面倒くさくなってやめちゃう、っていうことはいろんなことでよくあるんです。

凝り性ってほどでもないんですけど、いろんなことについて、適当な範囲で付き合うということがわりとできないかもしれませんね。以前、極端に気が小さい、逆に豪放だ、という共通項はないと言いましたが、酒でしくじる人たちには、「白か黒か」に振れがちなタイプの人間が多いような気はします。気分としては、ということですが。

コラム　酒と文章2

前回のコラムで、私は、酒が、文章を書くためのスイッチにはならないという意味のことを書いた。ついでに、酒が執筆のスイッチになるのは、その人間がアルコホリック（アルコール依存症患者）である場合に限られるという自説を開陳した。

いずれも、間違いではない。

ところが、アルコホリックの診断がつくほどの大酒飲みではなくても、酒を飲まないと原稿が書けない人間は、一定数存在している。

具体的に申し上げると、文章に対して意識過剰になっているタイプの書き手が、酒の力を借りて執筆のハードルを下げている例は、実のところ、そんなに珍しくないということだ。自分の文章に対して、要求水準が高すぎる完璧主義者は、往々にして自縄自縛《じじょうじばく》に陥る。で、そういうタイプの書き手の中には、酒を飲んで、その厳しすぎる批評眼を酩酊させることで、書いては消し書いては消しの無限ループから解放されたりするのである。

本人は、酒から勇気をもらったみたいな自覚を持っているかもしれない。が、私は、酒がもたらすものは、勇気ではないと考えている。

別の例で考えればわかる。

たとえば、酒が入らないと女性を口説けない設定の男は、これはそんなに珍しくない。というよりも、完全なシラフで女性を口説ける男のほうがむしろ少数派かもしれない。

ということは、世の男たちは、酒の勢いを借りて、酩酊のもたらす作用のゆえに女性を誘惑しているのであろうか。

違うと思う。

酒がもたらしているのは、勇気そのものではない。酒がそれを飲んでいる人間たちに提供してくれるのは、もう少し卑しいもの、すなわち「弁解」だ。男が女を口説くのであれ女が男を誘惑するのであれ、口説く側と口説かれる側の間に、

「これは、酒のうえでのことだから」

というあらかじめの弁解ないしは逃げ口上があるからこそ、われわれは、計画された愚行に向けて足を踏み出すことができるのであって、そうでなければ、シャイな日本人の多くは永遠に、恋する愚者にはなれないものなのだ。

もっとも、「口説く」とか「誘惑する」という行為を、より実態に即した形で評価するなら、そもそも、「一緒に酒を飲んでいる」時点で、両者はすでに互いを誘惑するための、ある程度の合意を踏んでいる。

だから、

「女性を口説き落とすためには、一緒に酒を飲むとより成功率が高まる」

という言い方は、半ば間違っている。正確に言い直すなら、

「一緒に酒を飲むことに合意した段階で、その先の展開についても、ある程度のコンセンサスが成立している」

ということだ。

酒を飲む↓終電がなくなる↓一夜の宿を求める、という一連の流れがあらかじめフローチャートになっているケースもある。

無論、終電にしたところで、突然出発してしまうわけではない。共に酒を酌み交わしていた二人が、終電が行ってしまう時刻であることを知りながら、気づかないふりをしていたということで、すなわち「終電の通過を黙殺する」という共犯行為を通じて、ある「黙約」が交わされていたということにすぎない。

「あれ？　もう一二時半だ」

「まあ、ホント。どうしよう」

書き起こすのもバカバカしい展開だ。

かくして、「予期せぬアクシデント」に見舞われた二人は、「やむをえずに」始発が動き始めるまでの数時間を過ごすための一夜の宿を探すターンに突入するわけだが、無論のこと、彼らが現在こうある事態を「予期」していなかったはずはないのだし、これから始まるであろう展開を「やむをえず」迎えているわけでもない。すべてはあらかじめ計画されていた失態だ。

話がズレている。

私が言いたかったのは、酒が、さまざまなケースで、「あらかじめの弁解」として機能しているということだ。

男と女でなくても、よく似た事態は毎日のように起こっている。

上司と部下であれ、発注先と発注元であれ、顧客と売り手であれ、いずれにしても「通常の設定では率直な意見を交換しにくい」関係にある人々は、酒の力を借りる。

で、「酒のうえの話ですから」という共通の弁解を踏まえたうえで、次の段階の商談なり無礼講《ぶれいこう》なりに歩を進めるわけだ。

ということは、酒のおかげで本音を言えるわけだから、それはそれで良いことではないか、と、うかつな人々は常にそういうふうに浅い考えで世間を渡っている。

違うのだ。

酒に酔った人間は、本音を言っているわけではない。酒に酔ったふりをして、酔ったなりの計算をはたらかせている。

「ボクはですね、課長。今日は酔っ払っちゃったからあえて言いますけどね」

と、大げさな前置きを振り回したあげくに、平社員山田入社三年目が持ち出すのは、ほとんどの場合お世辞だ。

「ボクは、課長のこと尊敬してますよ。マジで。こんなスゴい人、見たことないです」

と、山田健太二五歳は「酔っ払って思わず本音を披露した」体《てい》で、見え透《す》いたお世辞を言うわけだ。ああいやだ。

さて、文章の話に戻ろう。

酒の力を借りて文章のハードルを下げている書き手は、自分をごまかしている。

「酔って書いた文章だから」

「酒の勢いで書いた手紙だし」

という言い訳をしている人間は、ワープロのキーをタイプする以前の段階で、すでに自分を偽っている。

どういうふうに偽っているのかというと、自分の文章力に幻想を抱いているのだ。自分が、珠玉のような文章を書ける男だという幻想から逃れられていないからこそ、彼は、シラフの自分が書く文章を、シラフの自分が読む事態に適応することができない。なぜなら、自分が書いた文章が、「イケてない」ことだけは、読んでみればやっぱりわかってしまうからだ。

しかし、そこで酒に逃げてはいけない。

批評眼に文章力が追いついていない段階は、誰にでもある。いや、本当のことを言えば、文章力は、一生涯批評眼に追いつくことはできない。その、苦しさの中で、自分の書いた文章の至らなさに耐えながら、それでも少しずつ推敲して、その不細工な文章を磨いていくことでしか、文章の技巧は磨かれない。

おお、精神論だ。

私としたことが、ど根性礼賛《らいさん》の、精神論をカマしてしまった。

酒に関連する話になると、私は、異様に倫理的な人間になってしまう。勘弁してくれ、一度でもアルコホリックに陥った人間は、自分に対して風紀委員みたいに口うるさい説教をカマし続けていないと、酒をやめることを続行することができない。なんと、苦しい設定ではないか。

最後に、酒に頼って文章を書いていた人間が、酒なしで文章を書き始めるときの書き始め方を、伝授しておく。

「気楽に書け」

ということだ。

不細工でもヘタでも陳腐でも月並みでも、自分の中から出てくるものを憎まないことだ。

それが、現在の実力である以上、そこから出発するしかない。

逆に言えば、そこから出発しないと、先に進むことができないわけで、だとすれば、酒で目をふさぐことは、なおのことやってはいけないということだ。

女性を口説くときは、酒で目をふさいでもかまわない。

ああいうことは目が開いていたらできない。

五日目

「五〇で人格崩壊、六〇で死ぬ」

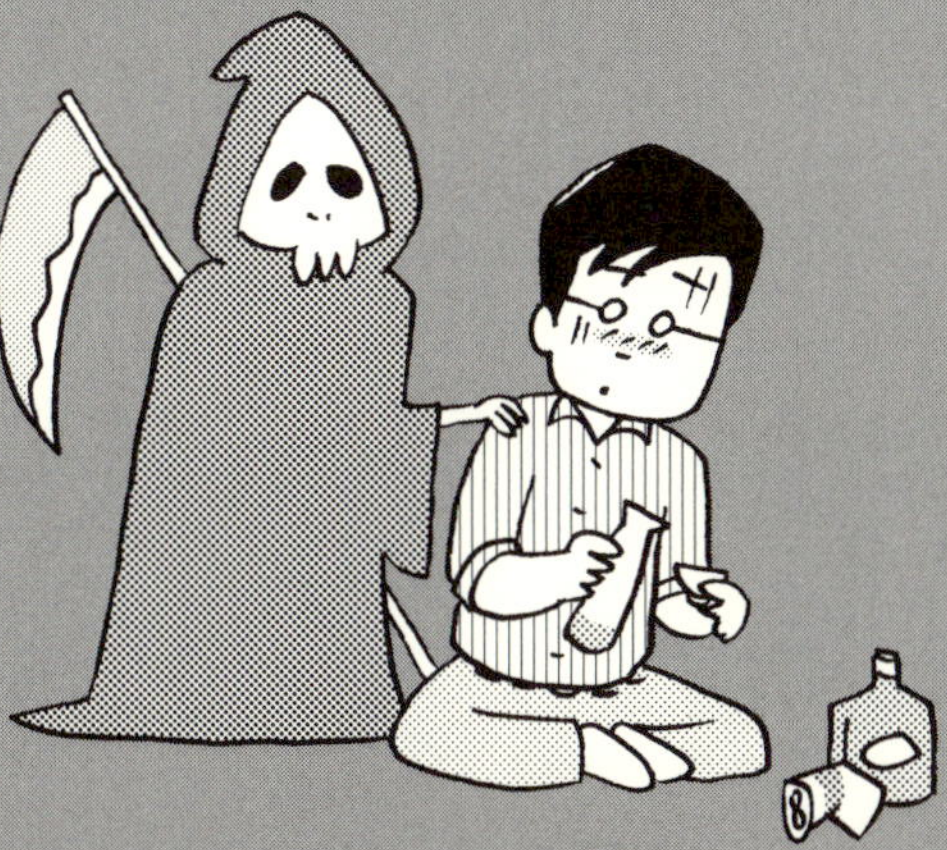

五日間、一睡もできなかった

医者に行くきっかけは、前にお話しした連続飲酒発作の一番きついやつが出て、例によって玉井病院に点滴を受けに行ったときです。点滴を受けたけど、まだ食べられない飲めないという感じで、とにかくそれまでで一番ひどい体調でした。で、さすがに反省したというのか、これはいくらなんでもたまったもんじゃないと思って、とにかくしばらく酒はやめようと思ったわけです。

その時点で、すでに丸二日飲んでなかったということもあります。せっかく二日飲まなかったんだから一週間やめてみようかと、まあ、そういう感じです。その丸二日は、飲まなかったというよりは、カラダが何も受けつけなかったんですね、酒にかぎらず。ようやく水が飲めるようになったときに、「ああ水が飲めるから、酒もいけるだろう」となったのが今までだったんだけど、ここで酒飲んじゃうのはいくらなんでもと思った。

それが九五年のゴールデンウィークだったのかな。それで丸五日間禁酒しました。だけど、その丸五日飲まなかった間、一睡もできなかった。

アルコールの離脱症状の二本柱は、「不眠」と「抑鬱」だと言われています。自分ではアル中だと思っていない人でも、アルコール依存に片足突っ込んでいる人は、別になんてこともないんだけど、一杯飲まないと寝られないからぐらいな理由で飲んでいたりします。好きとか嫌いとか、酔うとか酔わないとか、そういう話じゃなくて、一杯酒が入ってないとうまく眠れないっていう人たちは、実はたくさんいます。

で、ある程度症状の進んだアルコール依存の人間は、素面だと目が冴えて全然寝られません。目が冴えてというよりは、気分がすごくイライラするとか、憂鬱だとか。頭でいろいろ余計なことを考えて、要するに眠くならない。だいたいそれで負けて飲んじゃうわけです。で、飲むと、「ああ」ってちょっとほっとする感覚がある。もう少し飲むと眠気がやってきて、結局飲みながら眠るわけです。眠るスイッチになっている。

次々に聞こえる幻聴

不眠五日目に幻聴がやってきました。

その幻聴も最初は、幻聴と意識できる感じではありませんでした。最初に気がついたのは、電車の音の変化です。当時、笹塚の線路のすぐ横のマンションに住んでいたので、窓のすぐ向こうに京王線の線路が走っていて、しかも切り替えのポイントがある場所だったんですね。電車の騒音はそれはキツかった。で、そのガタンガタンガタンガタンという電車の走行音が、「なんだなんだなんだなんだ」っていう人間の声に聞こえてくる。

で、おい、ガタンガタンが「なんだなんだ」に聞こえるぞ、「これは、不思議なことがあるもんだ。本当だろうか」と思ってマジメに聞き直してみる。とやはり、どう聞いても「なんだなんだ」って言っている。それで初めて、「ああ、これは変だ、オレの気のせいにしてはあまりにも人間の言葉に聞こえる」と思って、部屋に一人でいるのが不安になってきました。すると、次に何か話し声みたいなものが聞こえてきた。

それが、聞き取れないくらいの、人間の男と女の話し声でした。どこから聞こえてくる声なのか、上の部屋なのか、隣の部屋かもしれないと思って、コップを壁につけてもう少し詳しく聞いていると、どうやら殺す、殺さないとかいう話をしている。まさか、いったい誰を殺すのか、あるいはペットなのか。よっぽど警察に連絡しようと思ったんですよ。だけど、もしかしたら相手は魚か何かなのかもしれないし（笑）、そういうのを通報するのもなあ、と思って。

でも、しかしそれにしてもこれはまずいと考えました。とにかく一人で部屋にいるのが不安でした。で、テレビを点《つ》けたのを覚えています。そしたら、テレビで女優さんが言ったセリフと同じセリフが、自分の後ろから聞こえるんですよ。二秒遅れぐらいで。そのときに初めて、「あ、オレが聞いているのは幻聴だ」ということに気がついたんです。

ガタンガタンが「なんだなんだ」に聞こえるとか、隣で話し声が聞こえるっていうのは、万が一にはあり得ることじゃないですか。だけど、女優さんが言ったセリフが、二秒遅れで後ろから聞こえるっていうのは、絶対ありえないでしょう？

で、「オレはいま幻聴を聞いてる」ということに気がついた。そのときに、例の精神の病気で入院することになった友だちとおんなじで、「あ、オレもついにあっち側の世界に行ったんだ」って、そのときはそう思いました。自分はどうやらアタマの病気らしい、と。

医者がそう言うならそういう設定でやってみようか

それで、仕事に出掛けていた嫁さんに、「オレはどうやら幻聴を聞いてる」と電話した。「だからちょっと、そういう病院に行かなきゃいけないと思うんで探してくれないか」と。で、嫁さんが知り合いに相談したりして、なんだかんだで三〇分後ぐらいに、だったら赤羽に評判の良い心療内科があるよという情報を伝えてきたわけです。

ただ、そのときには、一人で電車に乗って赤羽の医者までたどりつける自信がなかった。というのは、いろんな声が聞こえて、どれが本当の声でどれが幻聴なのかがまったく区別がつかなかったから。自分が何に返事をして、どんな人の行動におびえて、なにを始めるのか、自分のことながら予測がつかない。ってなわけで、結局自力で車を運転して行ったわけですが、それも今考えてみればけっこうヤバい話です。

なんとか病院に着いてそこで自分の症状を話しました。三〇分ほどの問診を経て、そのときに初めて医者から、公式に、「あなたはアルコール依存ですね」という診断を頂戴した。

一瞬、「ああ、そうか」とは思いましたけど、最初の段階ではまだ納得はしてませんでした。その先生に本をもらって、いろいろ説明を受けて、言われてみればそうなのかなって徐々にそう思うようになったというのが本当のところだと思います。最初の診断のときに、精神安定剤とかの薬をもらったのかな。あるいは睡眠導入剤を処方されたかもしれないですね。とにかく眠れなかったから。

私は、幻聴を聞いたのも眠れないせいだと思っていたんですよ。それもあったのかもしれないですけど、医者は一発でアルコールが原因だと特定しました。私は「医者がそう言うならそういう設定でやってみようか」ぐらいに思ってました。

ただ私は、酒も別に医者がやめろって言うならそんなものいつだってやめられるし、と思っていたんですよ。ちょうどいい機会だ、ぐらいな感覚で。

アル中、アルコール依存症、アルコホリック

その医者は前述の田中先生といって、久里浜にあるアルコール依存の治療では日本で一番有名な病院で働いていた人でした。ご本人のおっしゃるには、久里浜で一〇年以上働いて、さすがにもう酔っ払いを診るのが嫌になった。それで、自分で心療内科のクリニックを開いたということでした。なので「基本的に私は、アル中は診ないよ」と言ってましたね。ちなみに先生が「アル中」という言葉を使うのは、「アルコール依存」という言い方はごまかしだから、だそうです。

アル中はアル中だよ、と（笑）。

とはいえ、意味合いとしては「依存」という言い方が本当だとは言っていました。中毒というのは、ガス中毒だったり、青酸カリ中毒だったり、薬物とか化学

物質で調子が悪くなることを中毒っていうじゃないですか。なにかをやめられないことは、たとえばヘロイン中毒じゃなくて「ヘロイン依存症」といいます。

だから、意味合い的には依存症でオーケーなんだけど、言葉のニュアンスとして「依存症」というと、病で苦しんでいる可哀想な人、というイメージになる。だけど、「中毒」というと、どうしようもないこのクズ、という感じが強調される。その意味で、「アル中」という言い方にしたほうが、本人の自覚がきちんと芽生える。アル中は甘やかしちゃいけない、というふうに先生は思っていらしたんですね。たぶん（笑）。

「あなたは病人なのだから自重しなくてはならない」ということは自覚させないといけない。だけど、「病人なんだから」という甘やかし方は、アルコール依存患者に対してはあんまり良くない、というふうに考えていた。だから「アル中」という言い方をいつもしていました。

これ、医者によっていろんな言い方があります。

「いぞん」って言ったり、「いそん」って言ったり。「アルコホリック」っていう海外の言い方を好む人もいますよ。どの言葉が正しいのかはわかりませんが、いずれにしても、診療の中で使われる言葉には、多かれ少なかれ誤解やら願望やら自嘲やら蔑視《べっし》やらが付着してしまいがちなもので、だから、一部の医療関係者や禁酒団体の人たちが、世間からの決めつけを嫌って「アルコホリック」という比較的プレーンな言葉を使いたがるのは、わかる気がします。プレーンというより、単に知名度が低いということかもしれません。知られていないからこそ、まだ言葉が世俗にまみれて汚れていない、と。

だから私も、アル中に対しておかしな偏見を抱いていそうな人たちに話をするときには、この「アルコホリック」という専門用語くさく聞こえる言葉を振り回して相手を威圧することにしています。

「韓国人」「朝鮮人」「北朝鮮」といったあたりの言葉は、どの文脈でどの言葉を使っても、歴史的な行きがかりやら受け手の側の思い込みやら使う側の偏見やらが付着している。だから、とりあえず「コリアン」という英語由来のカタカナを使っておくのが、一番誤解を招きにくいみたいなことがあるじゃないですか。そういうことに近いのかなって思っています。

だから本当はこの言葉も、どう呼んでいいのか正解はわかりません。私のとりあえずの立場としては「アルコホリック」と呼んでおきたい気持ちがあります。「ホリック」っていうのは要するに「嗜癖《しへき》している人」ですよね。依存より嗜癖のほうが、実態に近い感じもありますし。

「四〇で酒乱、五〇で人格崩壊、六〇で死にますよ」

話を戻しますと、その最初に受診したとき、田中先生に「あなたはまだ三〇代だから、〝困った酔っ払い〟くらいのところでなんとかやっているのだと思う。だけど、四〇になったら酒乱、五〇で人格崩壊、で、六〇になると、アルコール性脳萎縮で死にますよ」と言われました。

「いまのところは〝困った酔っ払い〟程度だと、自分でもそう思ってるでしょ？」と質問されて、「ああ、そうです」と答えました（笑）。まあ、そう答えるしかないですよ。

でね。そのときの先生の言い方というのか、対応の仕方がなかなか見事だったんです。最初に問診表を書くじゃないですか。「あなたは〇〇〇ですか」「〇〇な悩みごとがありますか」とか、心療内科で書かされるというこっちの予断に沿った、いわゆる典型的な問診票です。お酒の項目もあって、「お酒は週に何回飲みますか」「一回にどれくらい飲みますか」という頻度と量を尋ねられます。で、私が書いたその問診票に目を通しながら、「今日はどんな状態ですか？」てな調子で質問が始まりました。

「幻聴を聞いたような気がするんです」

と私が答えると、先生は酒の項目のところで、ペラペラとめくるのをやめます。

「あなたはお酒をずいぶん飲みますね」

「たしかにかなり飲みます」

「ああ、あなたは自分で自分のことを大酒飲みだと思っていますね」

「思っていますけど、でもときどき抜くこともありますし……」

「でもあなたは完全にアレですね、アル中ですよ。間違いありません」

最初の、「今日はどうなさいましたか？」という第一声のときの優しい表情は、あれは鬱の人とか神経症の人たちの警戒心をやわらげるための、専門医ならではの物腰柔らかーい態度だったですね。たぶん。

でも「あなたは完全なアル中ですね」って言ったときは、もう全然、笑顔のない、厳しい言い方になってました。

「あなたはご存じだと思うけど、アルコール依存症というのは否認の病と言われていまして、自分では認めないんです。でも自分で認めないということも含めて、あなたはやっぱり間違いなくそれです」

しばらくそうやって、飲むとか飲まないとか、問題があったとかないとかの話をして、「私は実は、久里浜の病院に長いこといて、こんな本も書いているんです。参考に持って行きなさい」と言って本をくれました。「本来私は、アル中は診ないんです。というのも、アル中というのは治らないから。久里浜にいたときも、何度診ても必ず飲んじゃう。八〜九割は治らない。だけどまあ、あなたどうやらインテリのようだから」と。「もしかしたら治る見込みがあるかもしれないから、診てあげることにする」とおっしゃいました。まあ、見事な患者コントロール術ですよ。

酒がない人生を一から組み直す

何回か後の診療のときに、先生は、自分が最初の診療のときに、「インテリだから診る」と言った意味について説明してくれました。

先生の言うには、アルコールをやめるということは、単に我慢し続けるとか、忍耐を一生続けるとかいう話ではない。酒をやめるためには、酒に関わっていた生活を意識的に組み替えること。それは決意とか忍耐の問題ではなくて、生活のプランニングを一からすべて組み替えるということで、それは知性のない人間にはできない、と。

でも実際やってみるとそうでしたよ。だって、酒がない人生を一から設計し直す作業というのは、実際問題としてえらく人工的な営為じゃないですか。

とにかく自然に振る舞っていると飲んじゃうわけです。

これも先生の言っていたことなんだけど、「アル中さんっていうのは、旅行に行くのでも、テレビを観るのでも、あるいは音楽を聴くのでも、全部酒ありきなんだ」と。だから、音楽を楽しんでいるつもりなのかもしれないけど、酒の肴《さかな》として音楽を享受している。そういうところを改めなくてはならないから、これは、飲まないで聴く音楽の楽しみ方を自分で考えないといけないよ、みたいなことを言われました。

私は「ああ、そういうものなんですかね」と言ってたんだけど。たしかに、音楽を聴くとか、小説を読むとかっていうことを全部酒とセットにしてたから、酒なしで聴くとつまらないんですよ。あとでちゃんと聴けるようになりましたけど、酒やめたばっかりのころは、音楽が不愉快なくらいつまらなく思えました。きっと、酒が飲めないことに対する苛立《いらだ》ちを音楽に対してぶつけていた部分もありますね。飲みたいという気持ちを、「飲みたい」という直接の表現ではなくて、「音楽がつまらない」という別の苦情として自覚する一種の詐術《さじゅつ》ですよ。

実際、あんなに好きだったビートルズも、ローリングストーンズも、なんだか聴く気持ちになれませんでした。だから酒をやめてしばらくの間は、大好きだった野球も観たくない。興味があるとかないとかじゃなくて、いつも飲んで観てたから、飲まないで観ていることの白々《しらじら》しさに耐えられない。だから、サッカーを観るようにしたんですよ。

酒は、音楽の聴き方や本の読み方を酒の都合で書き換える

音楽もジャズにシフトしました。それまでジャズは全然聴かなかったんですよ。聴かないどころか、長い間積極的に嫌いな音楽があるとしたら、それは私にとってジャズでした（笑）。

中学生のころ、深夜放送を聴きたくて、夜にイヤホンをして一生懸命がんばって起きていると、「ナベサダとジャズ」という番組が流れていて、それを聴いていると寝ちゃうということがよくありました。ジャズっぽいロックぐらいまではなんとかなったんだけど、モダンジャズとか、ハードバップとか、とにかくジャズを聴くと、イライラしました。クラシックのほうがまだなじみやすかった。だからワーグナーとかは学生のころからわりと好きでしたよ。

でも結局、酒をやめてジャズを聴くようにしたわけです。それは良かったからじゃなくて、それまでに聴いてきた経験が浅くて、あんまりがっかり感がなかったからかな。

わりと無理矢理聴きですね。

ビル・エヴァンスとかマイルス・デイビスとか定番なのを引っ張り出してきて、聴いているうちに「ああジャズってけっこう良いじゃないか」と思うようになってきて、そこそこ聴くようになりました。それでジャズが聴けるようになって初めて、酒がらみで聴いていたものも、だんだん聴けるようになってきました。今はもう、全然聴けます。

恐ろしいことですけど、酒は、本の読み方や音楽の聴き方を酒の側の都合で勝手に書き換えていたりするんですね。

本も、アル中末期のころには、ほとんど時代小説ばかり読んでました。藤沢周平全集、池波正太郎全巻とか。だいたいちょんまげものばっかりです。それが禁酒以来、まるで読まなくなった。最近Kindleで買ってなんとなく読み返してますけど。二〇年近く遠ざけていました。

酒の肴としての読書は、飲みながら少しずつ読んでいって飲んでるうちに寝ちゃう感じの、ちょんまげものが一番フィットするんです。サムライの生き方とかセリフって、まるっきりのファンタジーじゃないですか。それと酒のリズムが合ってたのかな。酒を飲まなくなったら、その辺とはすっぱり縁が切れました。

酒から見る野球とサッカー

野球は一時期、積極的に避ける勢いで観ていませんでした。野球を観てるとなんか不愉快。「あぁまた、野球だよ」って思うんですよ。あまりにも飲みながら観過ぎていたものだから、飲むリズムで観ることが身体化されていたんでしょうね。野球の試合ってダラダラ続くから、飲みながら観るのにちょうどよかったのかもしれない。酒をやめてからは、そのダラダラが神経にさわるようになりました。

サッカー場で飲んでるやつって全然いないでしょ。あれは一時間半できちっと終わるようにできているからです。パッと得点の瞬間だけ熱狂して、ゲームが終わればみんなさっさと帰るでしょ？　野球場の客は違う。試合中も試合後もみんなビールを飲んでダラダラダラダラしたがる（笑）。まあ、そのダラダラした付き合いコミの娯楽なわけです。アメリカでも「ナショナルパスタイム」って言い方しますけど、これ、スポーツじゃないですよ。パスタイム、すなわちヒマつぶしです。巨大おっさん娯楽ですよ。

終わった後に飲みに行くのも野球のほうが多い。野球を肴に会話するのが楽しい、みたいなところがあって、野球を観に行った人は、試合前も試合中もやたらとべらべらしゃべってます。「お前知ってるか、カケフが習志野高校のショートだった時代は三塁打が云々……」とかグダグダうんちくを傾けるわけです。サッカーファンはその点、試合中はほぼ完全にプレーに集中しています。グダグダ話してたりよそ見なんかしてたりすると、一瞬で流れが変わってゴールシーンを見逃したりしますから。まあ、サッカーはそれだけせわしないということですね。私自身は、禁酒以前は四年に一度ワールドカップのときだけテレビを観るという程度の観戦者だったんですけどね。

ただ、タイミングとして、酒をやめたのが九五年で、Jリーグが始まったのが九三年、そこのところがピッタリ一致したということはあると思います。もっともJリーグ開幕当時は、私はまだアントラーズを応援してました。ジーコが有名だったからですね。つまりミーハーです。だから、いまだにレッズファンの間では肩身が狭い。だってレッズが一番弱くて一番苦しかった時代は、私はチャンピオンチームを応援する敵サポだったわけで、レッズが多少ともマトモなチームになってから乗り換えて応援しはじめたニワカファンということになりますから。

レッズを応援するようになったのは、九八年に小野伸二が入ってきたときからです。そういう意味で、サポ目線では私は公式には「ニワカ」という人種に分類されます。もっとも卑しい階級です。弱小時代を耐えていない、世間の注目を浴びるようになったころにわらわらとやってきたファンですよ。レッズファンのヒエラルキーのなかでは、最底辺です。まあ、そんなオレでも、Ｊ２時代を知らないファンとかには、ちょっと説教しますけどね（笑）。

物書きでも、「ああ、キミは手書きで原稿書いたことないんだね」みたいな言い方で若い書き手にアツをかけるみたいなことはあります。「いきなりワープロだろ？　君らは」みたいな（笑）。デザイナーさんの世界なんかはもっと露骨ですよね。写植だとか、ポジを持って走ってた、とか、そういう時代のウソみたいな苦労話があるじゃないですか。で、必ずそのポジを電車の網棚に忘れるヤツのエピソードが語られるわけです。あらまほしきデザイナー魂の形成過程として不可欠な通過儀礼の挿話として。

六日目

飲まない生活

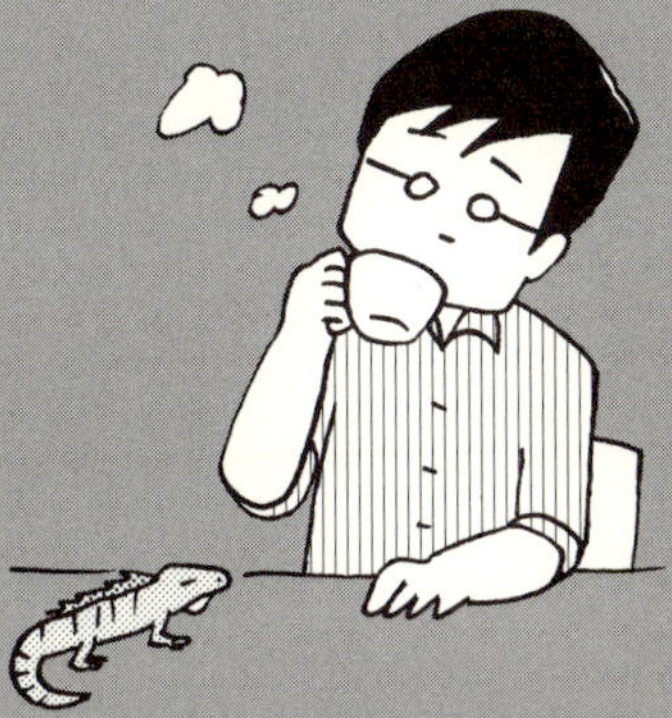

薬でソフトランディングさせる

先生に「アル中」と言われて、そこからは薬治療です。

二週間に一度、効き具合を確認しながら、抗不安剤と、それを補完するための抗鬱剤に当たる薬を服用してました。抗不安剤を飲むと、それで気持ちが落ちる人もいるらしいんですよ。そのダウンした気分をちょっとアップさせるための抗鬱剤だったようです。で、私にはその三環系の抗鬱剤がすごく効きました。

その薬を飲んでいたころは、自分のなかでは、「酒をやめていた時代」というより、「薬が効いていた時代」という感じです。その後、薬をソフトランディングで減らして、それがなくなってからが、酒をやめることの本番だった気がしています。

だから、薬である期間を稼いだ、ということだったのではないでしょうか。

あの薬の期間は、おそらく必要だったのだと思います。いきなりやめたら、とても苦しい思いをしなきゃならなかったと思うんだけど、そこのところの、肉体的な依存だとか精神的な焦燥感とかを、結果として薬で押さえ込んでいたのでしょうね。

酒は、先生に初めて診断されたその日からもう、飲まなくなりました。一回だけビールを飲んだことがありますけどね。ちょうど禁酒一年後くらいだったかな。薬は、最初の三カ月は強めに効いていて、残りの三カ月でどんどん減らしていく感じでした。

その前半三カ月の間は、私もそんなに自覚がないんだけど、嫁さんに言わせると、「すごく機嫌が良くて、できればもう一度飲んでほしいくらい」。とにかく明朗快活で大変に気持ちのいい奴だったみたいです。朝からまめに掃除したり。

実は、薬云々は別として、私は元来、嫁さんに比べてよく掃除するタチの人間ではあったんです。二人の人間がひとつの家で、ひとつの空間を共有して住んでいると、乱雑さへの耐性の低いほうが負けて掃除を始めることになります。それって、一種勝負みたいなものじゃないですか。嫁さんはあまり整理整頓が好きな人ではなくて、住環境がとっ散らかっていても平気な、大らかといえば大らかな人なんですよ。でもオレはどちらかというと、皿が山積みになっていると「おいおい」と言って立ち上がって洗い始めちゃうタイプの人間だったりします。

そんな意味で、掃除やら皿洗いやらは、まあニッポンの男としてはまるでやらないほうでもないわけですが、でもその種の家事労働に取り組むときのオレの様子っていうのが、これが、もうあからさまに感じが悪いらしいのですね。姑《しゅうとめ》くさいというか。「ほら、こんなに皿を洗わないでいる。オレが洗っている」という、いやぁな感じの、山岡久乃《ひさの》的な(笑)、嫁イビリっぽい底意地の悪い感じですね。

私の側から言うと、突然皿を洗い出すタイミングって、ちょっと原稿が行き詰まっていたり、スケジュールがうまくこなせていないときです。そういうときに、別の作業をせざるを得なくて皿を洗いながら考えるわけですね。だから必ずしも機嫌が良いわけじゃない。自分の仕事からの逃避でもあれば、皿を洗っていない嫁さんへの当てつけじみた意味合いもこもっているわけでね。どっちにしろあまりいいことじゃないでしょ?

洗いたくて洗っているわけじゃなくて、当たり散らすように家事にいそしんでいるわけです。その様子は嫁さんの側からの観察では、「ああ、なんてウザいんだろう」という感じになります。だけど薬が入っていた時代は、実に機嫌よく掃除して、きれいになったら「ああ、きれいになった!」と言って喜んでいた。

“オダジマさん”を少し前向きで積極的で陽気で機嫌良くした人

そのころはすっごくまめでね、ノートなんかも、システム手帳買って、ものの値段やら何やらを全部きれいにメモしていました。そのころのメモが残ってますけど、笑いますよ。あまりに別の人みたいで。

イグアナ買うときも、いろんなペットショップの値段やらをメモして、どこで買おうかを検討したうえで購入に踏み切ったんですね。それも、石神井《しやくじい》やら所沢やら池袋やらにきちんと足を運んで自分の目で調べる。ネット検索もなかった時代ですからね。「明日は石神井の店をチェックしよう」という感じで、網羅《もうら》的に調べるのがまた楽しかった。

イグアナの小屋も自作しました。信じられないことですよ。オレがそういうことするなんて。材木揃えて、アクリル板買ってきて、水性塗料で材料に色を塗って。まめな奴になったんです。そういう男だったことは、後にも先にもそのときしかない。

すごく前向きでした。

笑ったのが、自分では覚えていないんですけど、近所に住んでいた翻訳家の古屋美登里《みどり》さんに言われた逸話です。私は大の読書家の彼女に、「本なんて読むのは怠けものだぞ」って言ったらしいんですよ。「あたしゃ『本なんて読むのは怠けものだ』ってお前に言われたよ」って。

要するに、私は、本なんかよりリアルな実生活のほうが全然面白いじゃないか、と考えていたらしいんですね。で、「実際に街を歩いたり、店を見に行ったり、現実に自分の目でリアルな世界を見て歩いたほうが全然面白いぞ。本なんか読んでいるやつは怠けものじゃないか」と主張したらしい。すごい発言でしょ。一理あるけど、オレが言ったと思うとちょっと恐ろしいよね。

まったくの別人じゃないんですけど、いわゆる〝オダジマさん〟を少し前向きで積極的で陽気で機嫌良くした人ですよ。あのまま薬飲んでいたら、どうなってたかわからないですね。

ちょうどそのころ、オウムの事件があったじゃないですか。向精神薬で洗脳がナントカ、っていうのが話題になっていたでしょ。私は当時、人間ってケミカルによって、単なる気分の上下だけじゃなくて人生観もまるで変わるということを身をもって実感していたから、ありうる話だと思って事件を眺めていました。

その薬をやめたら元の木阿弥《もくあみ》で、まったく元のものの考え方に戻りましたけどね。

でも、酒を飲んでいたころの意味のわからない抑鬱は、拭《ぬぐ》い去ったようにゼロになりました。あれは不思議です。ただ、吾妻さんはそうじゃなかったと言ってますけどね。彼は、離脱症状そのものがそんなに憂鬱だったわけではなかったんだけど、自殺は何度も試したということを言ってました。

酒をやめてから一度だけビールを飲んだとき

酒をやめてから一年後に一回だけビールを飲んだのは、S社のNさんという社長と何かの打ち合わせで会ったときです。自分は酒をやめているという話をしたら、「何を言うんですか、小田嶋さん」と言われました。Nさんは大酒飲みですから。Nさんとも、飲んでた時代はずいぶん飲んで歩いていたことがあるんですよ。正体不明になって、新宿のゴールデン街でN部邁と激論を交わしたり。

Nさん的には私はいい飲み仲間だったんですね、きっと。だからその私が酒をやめたのが残念だったみたいで、「せっかく私と会っているのに飲まないなんて、失礼ですよ」と。「失礼」とまで言われた（笑）。

「やめたということは、少しぐらい飲んでも大丈夫ってことなんだからビールくらい飲めばいい」

「いや、でも医者が言うには、アルコール依存は決して治ることはなくて、アルコール依存患者が酒をやめている状態というのは、坂道でボールが止まっているみたいなもので、酒を飲まないでいる間だけ暫定的に〝断酒中のアルコール依存者〟というものになっているに過ぎないんです」

決して平地には行かないし、勾配《こうばい》も変わらない。

「あなたは酒をやめることができたり、アルコール依存を治すことができるようになることは決してない。だけど、〝断酒中のアル中者〟として、それを続行することはできるかもしれない」

これがこの世界の決まり文句なわけです。今日はお酒をやめることができました、明日のことはわからないけど明日もやめてみましょう。そういうふうに、毎日やめ続ける。まあ、そう思っていないとやってられない時期もあるということです。

「私はいま坂道で止まっているボールなんだけれど、それを今あなたは転がそうとしているんですよ」と言ったんですけど、「まあ飲んでみればいいじゃないですか。ものはためしなんだから」とか言われてね。そこまで言うならじゃあ飲んでみようか、てなことになってしまいました……。ビールを五、六本飲みました。でもその間ずっと「これは大変なことになるかもしれない」と緊張していました。だから、全然酔わなかったですね。で、帰ってから嫁さんがえらい勢いで怒り出して。まあ、当たり前ですけど。そんなこんなで、次から飲まないようにしようと思って、以来飲んだことはないです。とりあえず。

4LDKの二部屋で暮らしているような寂しさ

飲んでも全然いい気分にならなかったです。

「酒飲んじゃった」と言って後悔する夢をあのころから散々見ましたからね。今でも見ますよ。タバコをやめた後には、タバコを吸う夢もけっこう見ましたけど、でも酒の夢のほうが数としては多いです。身体的依存はタバコのほうがはっきりしているんでしょうけど、酒のほうがたぶん、なんというか、精神の深いところに関わっている気がします。依存の質が違うんですよ。

やめるとすごくイライラするとか、ないとひどい焦燥感に襲われるとかいう意味では、たぶんタバコのほうがキツいかもしれない。でもタバコって、ないと生活が成り立たないというものでもない。やめちゃうといろいろすっきりするんです。離脱期間のキツさを乗り越えてさえしまえば、荷物持たないで済むとか、いいこと尽《ず》くめなんです。

タバコやめてちょっと残念なことは、なんとなく一段落したときにタバコ吸ってほっとした感、というのが他ではなかなか得られない。それくらいなものですよ。あとはね、一〇〇のうち九九はいいことです。

だけど酒をやめたことに関しては、プラスマイナスを考えればトータルでは間違いなくいいことのほうが多いんだけど、でも失ったものもないわけではありません。

たとえばの話、私の人生に四つの部屋がある。とすると、二部屋くらいは酒の置いてある部屋だったわけで、そこに入らないことにした。だから二部屋で暮らしているような感じで、ある種人生が狭くなった。酒だけではなくて、酒に関わっていたものをまるごと自分の人生から排除するわけだから、それこそ胃を三分の二取ったとかいう人の人生と一緒で、いろいろなものが消えた気がしているのは確かです。

４ＬＤＫのなかの二部屋で暮らしているような、独特の寂しさみたいなものがあります。

「私は酔っ払いです」というポジションの楽さ

アルコール依存者じゃなくて普通に酒を飲んでいる人でも、人生から酒というものをなくすとどうなるかを考えると、おそらくけっこう多大なるものを失うと思いますよ。ましてアルコール依存者は、人付き合いのほとんどが酒がらみ。いろんなことを酒でごまかしていますしね。

たとえば立食パーティーに知り合いがいなくて、手持ち無沙汰《ぶさた》でどうしたらいいかわからないときってあるでしょ。だからといって、知り合いに紹介されて名刺を出して挨拶するのも面倒くさい。だから、こういうパーティーは良いこと一個もないなと思って今は帰ってくるんだけど、酒を飲んでいたころは、要するに飲んじゃえばよかった。

どこに酒があるんだろうという感じで会場を渡り歩いて、「あ、ウィスキーがある、ビールがある」とかいって飲んで、いい感じに酔っ払えばOK。そうなればこっちのものです。知った顔を見つけて、「ああ、○○さん、久しぶりじゃないですか」とかなんとか、いかにも世慣れた感じの挨拶も余裕でカマせます。

酒飲んじゃうと楽なのは、「あたしはあなたより酔っ払いです」という設定で人と会えることです。

「小田嶋さん、ずいぶん飲んでませんか」「お気づきでしたか。これ五、六杯飲んじゃったかな」なんて言いながら、「五、六杯飲んだ人」として発言すればいいから、ちょっと無茶言っても大丈夫なんですよ。

だから集英社の人に「ジャンプなんかやめちゃったらいいんじゃないですか」とか、わりと平気で言えるんですよ（笑）。まあ、素面で言っていいことじゃないです。酔っ払っている設定だからこそ言えたみたいなことです。それで「小田嶋さん、このあいだけっこう無茶言ってましたよ」と後で言われて、「そうでしたか、忘れてください」なんて言うんだけど、あれ本当は覚えている。

「私は酔っ払いです」というポジションの楽さというのは、周囲から「あのヒトは酒入っちゃうとアレなヒトだから」という扱いになっていることの心地よさです。治外法権ですよ。外交官特権みたいな。

今は立食パーティーには全然行かなくなりましたけど、素面で行くとあんなにくだらないものはありません。冷めたローストビーフだとか生ハムだとかみたいなどうやって食べてもマズいものを皿に取って、知っている人もいるけど別に親しいわけでもなくて、「どうですか」「太りましたね」「余計なお世話だ」みたいな話するだけのことでしょ？　そうやって一、二時間つぶして、ビンゴで当たるとか当たらないとかちょっとだけ騒いで帰ってくる。もうパーティーとか大っ嫌いになっちゃいましたね。

翼をなくした鳥に訊いてみればわかる

そういう場の酒は、いろんなことのバッファというのか「のりしろ」みたいなものです。それがなくなるのが、世間を渡っていくうえですごくキツいんですよ。タバコは単なる癖みたいなものにすぎません。「まあタバコ吸ってる人の言うことだから」みたいなことで、喫煙者の逸脱が許容されるなんてことにはならないでしょ。

タバコは、人間関係をステージアクション化する魔法のツールとしては、たいして役に立たない。でも、酒にはそれができます。なんというのか、アルコールは、本来ならたいして面白くもない人間関係を演劇化するわけです。恋愛でもビジネスでもあるいは夫婦喧嘩みたいな犬も食わないやりとりにおいてさえ。

人と折衝《せっしょう》する商売では、けっこう酒のうえでのやりとりを含みおいたうえで動いていると思います。出版企画なんかでも、「酔ったから言いますけど」みたいな発言で、打ち合わせのキモのところが決まったりします。「毒舌」というのも、酒のうえのキャラみたいなものです。酒とワンセットで初めて機能する人格標本ですよ。

酒のうえの毒舌は、ある程度面白がられますけど、素面の毒舌家は、シンプルに煙《けむ》たがられます。野球部のエースが野球部やめちゃった後の姿とか、ただの人どころか「ダメな奴」じゃないですか。そういう意味で、酒をやめた後の人格というのか、集団なり関係性の中での立ち位置の取り方は、大変に難しい問題になります。

私も一時期、いろんな人に「酒をやめるってどんな気持ちですか?」って、さんざん訊かれました。で、どこかの原稿に、「酒をやめた男の気持ちを知りたいんなら翼をなくした鳥に話を訊いてみれば教えてくれると思うよ」と書きました。魚がカナヅチだったらどうよ、とかね。

やめたばかりのころは、それくらいの感じがあるんですよ。なんていうのか、ちょっと前までは空を飛んで移動していた距離を、わざわざ自分の足で歩いているみたいな不自由さを感じました。だから、「どう？　禁酒は順調？」みたいなことを気楽に訊いてくるヤツには「お前も明日から左打ちでゴルフやってみるとオレの気持ちがわかるぞ」とか言ってましたね。

じっさい酒をやめて途方に暮れるのは、細かいところだと「オレ、クラス会に行ってどうするんだろう」とか、そういう自問自答をするときです。これはいまだにそうですね。行っても身の置き場というのか、適切な振る舞い方がわからない。

新しい知り合いでお互い飲まない、という関係なら大丈夫だけど、基本的に飲んで付き合っていた人とは、付き合いそのものが消滅します。いまさら、「じゃあ飲まないお付き合いをしましょう」ということになって「では、どのような話をしましょうか」とあらたまる、その設定自体が変です。こんどひとつ、そこらで水でも飲みましょうって、いったい大の男がテーブルをはさんで水飲んで何話すんですか？

酒をやめた後に知り合った人とはそこそこ付き合いもあるのですが、以前の知り合いとは付き合いが難しくなりました。酒をやめてからの知り合いのほうを大切にしなければいけない、という気持ちがやはりある。我ながら不自然なんです。

自分の過去を捨てた設定にしているでしょ。それは頭でつくっていかないとダメなわけです。

芝居を打っていると言ったらなんですけど……。それも、飲んでいたときにいろんなことを酒に委《ゆだ》ね過ぎていたということですね。きっとアルコール依存じゃない人たちでも、そういうふうにやっている人はけっこう多いと思いますよ。面倒くさいことを全部酒のせいにしちゃう、という手は、特に男はよく使っていますね。

酒をやめることが自然になってきたのは、タバコをやめてみてから

二〇〇二年にワールドカップがあったじゃないですか。そのころになってようやく「あ、自分は酒をやめたんだなあ」という実感が湧いたのを覚えています。九五年の禁酒から数えてちょうど七年目です。

それ以前は、やめている最中だ、という感じがずっとしていたんです。九五年

から〇二年までの七年間は常に、本来飲むはずの人間が飲まないでいる、という感覚を持っていました。「オレの気持ちだったら翼をなくした鳥に聞いてみてくれ」というのはそのころに言っていた話で、どこかにそういう思いがずっとあったんです。

〇二年にタバコをやめました。思いのほかあっさりとやめられました。タバコって肉体的な離脱症状の期間がつらいだけで、あとはなんでもないんだな、ということを実感したのを覚えています。

タバコをやめるのに比べたら酒をやめるほうが全然キツい、と実感した一方で、だからこそ、「なにしろオレはあれだけ好きだった酒をやめてるんだから、禁煙なんてチョロいぞ」、と思ってタバコもやめてみた。ともかく、自分が酒をやめたぞと思えるようになったのは、タバコをやめてみてからだったと思いますね。

ただ、タバコをやめて一〇キロくらい太りました。タバコをやめるときに漁《あさ》ったウェブの文献のなかで、「禁煙の大きな敵の一つは肥満だ」という話がありました。禁煙を始めた人間のうち、かなりの人々が反動で食べ物に走ったりして、禁煙後二、三カ月で五キロも六キロも太る。それで五キロ太ったということを理由に、禁煙を断念するケースが多い。

だから、太ることは気にするな。

そういう理屈です。丸一年はいくら太ってもタバコをやめることに専念して、その後で減量に入ればいいんだ、というスキームですね。

それを見て、そのとおりだと思いまして、とにかく、一〇キロ太ったんだけどそれは気にせずに、とりあえず禁煙は達成しました。

そんなこんなで、酒をやめる・タバコをやめる・減量するというのは、すごく似たことなんだけど、少しずつ違うということがわかりました。

ニセモノの人生に耐えられるか

大きな枠組みから言えば、われわれは結局のところ何かに依存していて、その依存先を都合次第で乗り換えているということですよ。

その意味で減量はわりと簡単なんだけど、リバウンドしないのはとても難しい、という謎のような話ができあがります。

減量で厄介なのは、食べるのを我慢すると必ず痩せるわけなんだけど、酒と一緒で、何かを我慢している人生って、本当の人生じゃないということです。

少なくとも主観的には、減量中の人生はニセモノの人生です。

とすると、減量はとりあえずできたとして、人はその減量中のニセモノの人生にどこまで耐え続けることができるのか、というのが次の課題になります。そんなもの、耐えられっこないじゃないですか。とにかく四六時中カロリーを意識しつつ、「オレは我慢してる」ということを常に自覚しながら日々を暮らしていく生き方は、あまりにもくだらない。

一〇キロ減を達成した瞬間に、自分はいざとなったら一〇キロ痩せられる、ということが立証されるでしょ。その立証の瞬間に、今までしてきたくだらない我慢に対してうんざりしてしまい、しばらく好きなものを食べようというマインドセッティングに切り替わるわけです。でもって、そうするとちゃんと太るんです。

つまり、そういう意味で、難しいのは、痩せている間にずっと我慢してやっていた食べ方を、痩せた以後もごく自然に続けていけるような人生観を発明して、その人生観を自分の中に定着させることです。

「我慢している」という設定だと、一生我慢することになります。

これは、ありえない。

ストレスなく低カロリーで暮らす方法を考えるとか、運動をすることを習慣化してその運動を楽しいと思えるような思い込みを自分に叩き込むとか。

だから酒をやめるのとけっこう似ていますよ。

酒をやめるのも、単純に「オレは酒を我慢しているんだ」って話だと減量と一緒で半年しかもたないはずです。そうじゃなくて「酒がない代わりにオレはこれを始めたぞ」と、酒以外の何かで、自分の人生を再構築するプランニングを再発明することですよね。えらそうに言えばですが。

「アメリカに行けば」と「どうせ死んじゃうんだし」

酒にかぎった話ではありませんが、われわれには、やはりどこかで「抜け穴」

みたいなものが必要です。

特に私みたいなタイプの人間は、元来が扱いにくくてすぐにヘソを曲げがちな人間である自分をなんとかなだめるための方法というのか手段を持っていないと、他人とか社会とか仕事とか以前に、自分自身と折り合いをつけることができない。

つまりまあ、わがままに生まれついてしまった人間は、他人から見れば好き放題に言いたいことを言っていてえらく気楽に見えるのかもしれませんが、本人としては、自分を機嫌よく保っておくというそれだけのことにいつも苦労している。だから、ファンタジーであれ酒であれ、自分がだらしなくしていられる場所や自分を楽にできる心理的な詐術のネタみたいなものを持っていないと、身がもたないわけです。

二〇代の前半ぐらいまでのころは、アメリカという国が私にとっての抜け穴でした。あくまでも頭のなかの考え方の設定の話ではありますけど。

若い人間は、誰であれ、多かれ少なかれ、何かがうまくいってないとか、誰かに抑圧されているとか、そのときどきの個人的な問題に直面しています。若いころは、その問題を「オレは日本にいるからダメなんだ。世界のどこかにアメリカという国があって、そこに行けば自分は、存分に自分らしい人間として羽ばたくことができる」という物語を設定することで、アタマの外に追いやることができた。アメリカは、六〇〜七〇年代の若い人間にとってそういう国だった。

だからあの時代の若者の多くは、実際に行くかどうかはともかくとして、「このケチくさい日本という国の、ネズミの巣穴みたいなしみったれた会社の中で、今はアタマの悪い課長と根性の良くない部長に世にもくだらない圧迫を受けているオレだって、なあにアメリカに行けば、必ず道は開けるはずだ」ぐらいなことは夢想していたものなんです。

実際にアメリカがすべての望みを叶えてくれる夢の国であるのかどうかはわかりません。でも、「アメリカンドリーム」という言葉の実質的な意味はそういうことですよ。今はそのアメリカの物語は、ずいぶんスケールダウンしてしまいました。たぶん、今の若い人たちに言わせれば、「アメリカに行けばなんとかなる、って馬鹿じゃないっすか」、でしょ？　まあ、完全に正しいけど。でも、そんなに正しくて、キミたちは苦しくないのか、って私なんかは思いますね。

私自身は、アメリカに行けば何とかなるって半分ぐらい本気で思ってました。

アメリカには素晴らしい音楽があって、素晴らしい映画があって、自由な人たちが伸び伸びと暮らしていて、才能のある人間がアメリカに行けば人種や肌の色は関係なく全員が両手を広げて迎えてくれるんだよ、という物語があった。で、そういうことをどこか心の奥底で信じているということが、現状の不安からの暫定的な出口としてバカにならなかった。

でもそのアメリカがどうもダメらしいよ、って話になると「じゃあいったいオレたちは、どこに夢を見たらいいんだ?」となる。代わりを見つけるのは、これは、容易な仕事ではありません。で、ずっと若い時分に私が採用していたどんでん返しのシナリオというのか、魔術的思考には、二つの切り札があって、その一つがアメリカで、もう一つが自殺でした。いや、実に馬鹿げた話ですが、本当のことなんだから仕方がありません。

後者の考え方は、そもそも酒に引きずられがちな設定です(笑)。

整理できないいろいろなことを考えたときに、「いつかアメリカに行ってやる」「いつか死んじゃう」、と考えてトラブルなり面倒事を先送りできれば、とりあえず成功ではある。でも、そうやって当面の問題を先送りすればするほど、解決は遠のくわけで、逆にいえば、アメリカ出発の期日なり自殺決行の日取りなりが近づいてきてしまうわけです。

で、そのテが使えなくなったときに、当面の思考停止のためのスイッチとして、とりあえずアルコールの方向に抜け穴をつくりにかかる。ひとたびそこにハマってしまうと、そのサイクルから抜けるのが難しくなる。それもサイクルが深まれば深まるほど、もう元のカラダには戻れない。

以前に言った「アルコールサイクル」というのは、本来、連続飲酒発作から次の連続飲酒発作までの、パターンの繰り返しのことを言う用語なんです。けど、個人的には、アルコール依存者の思考パターンを説明するために使っても良いのではなかろうかと考えています。蟻《あり》地獄という言葉は、なんだか安っぽいイメージですが、実際、人間がやらかす失敗というのは安っぽいものですよね。深刻であればあるほど。

七日目

アル中予備軍たちへ

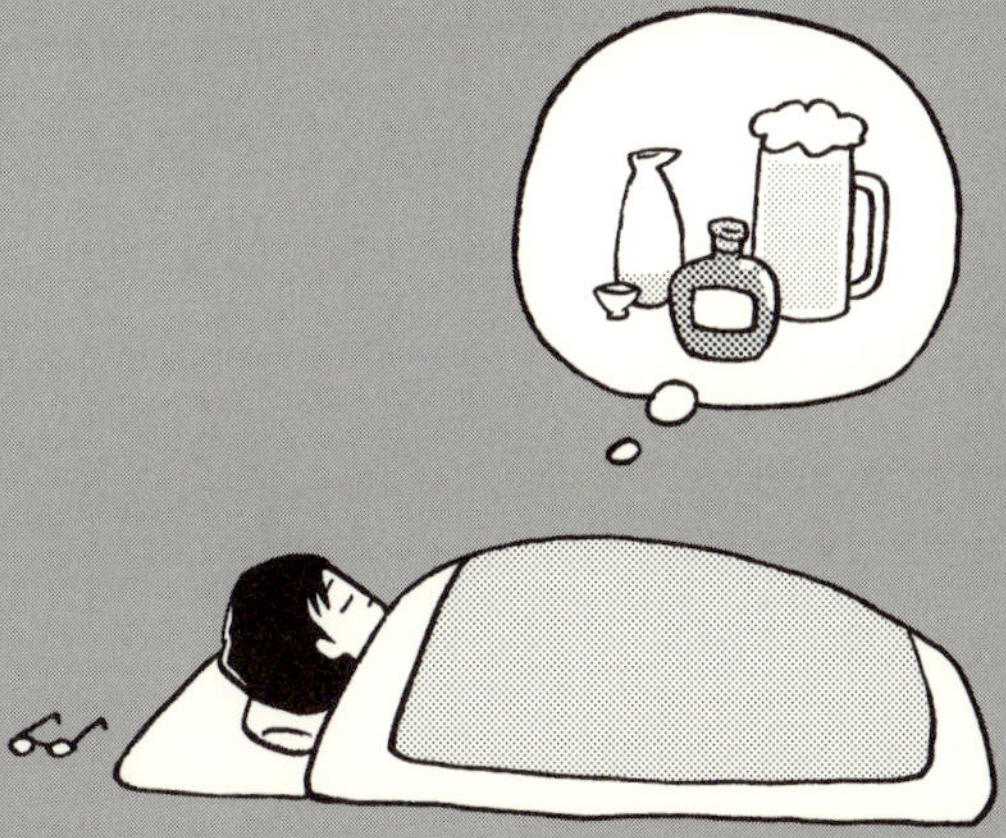

最後の会計での自分の額がわかるようになった

お酒を飲まなくなって良かったこと？　っていうか、その前に、酒を飲むことでシャットアウトしてきたことが、たくさんありますよね。

人と話すのでも、先に飲んで先に酔っ払っちゃえば話を聞かなくていい、とか。それが、飲まないとなると、ある程度他人の話を聞いて話題に参加しないといけなくなりますよね。以前はそれが嫌《いや》で無視してたわけなんだけど、そこのところに、そこそこ対応するようになった。その意味ではマトモな人間になったのかな、とは思っています。

アル中さんは、遅かれ早かれ「自分は酔っ払いだよ」という自己宣伝を武器にするようになる。で、周りも、あいつは酔っ払いだから、という扱いを学習して、でもって酔っ払いがそこに甘えることでひとつの閉じたコミュニティが形成される。「まあ小田嶋さんはしょうがないですから」という扱いが、ある種デフォルトの設定としてまかり通る部分があった。

たとえば、幹事を絶対任されないとか、車の運転はあいつはオミットだ、とか。

仲間内でだいたいそういう「オミソ」みたいな存在になっていきます。そういうところで若いころからずっとやってきていて、生まれてこのかた、幹事とか会計とか一回もやったことない。誰があいつを送っていくんだ、てなことが飲む前から議論されている……。飲んでないときにも常に困った人だったというわけではないんだけど、「困った人なんだ」というところの付き合い方に自分が適応していて、そこで自分がキャラをつくっていた部分は明らかにあります。

困った人であり続けることには、良い面と悪い面がある。ただ、その設定がなくなってみると、やっぱり、ちゃんと話をして、最後の会計での自分の支払うべき額をある程度心づもりして、払うなり払わないなり、誰かの分をもつなりもたないなり、そういう面倒くさいことを考えながら対応するようになった。そういうわけで、あらためてちゃんとした社会人として社会参加するようになった気はしています。

今日偶然、外出前にテレビを観ていたら、義足の歌舞伎役者という方が出てきました。つま先を骨折したんだけど、痛みを我慢してそれをほっといて舞台に立っていたら、そこが壊死《えし》して、壊疽《えそ》になってしまった。だから結局膝から下を切断せざるを得なくなって、義足になったんだけど、義足を何とか克服して、それで今、歌舞伎の舞台に立っている。そういう方のインタビューでした。その話を聞きながら、酒をやめたときのことをちょっと思い出しました。

足がなくなったおかげで舞台に立つことのありがたさが云々という話で、まあ、きれいごとといってしまえばそれまでのお話なんですが、ご本人は思っているとおりのことを言っただけで、他人に向けてあえてきれいごとを並べ立てていたわけではないと思うんですね。今まで何でもなく舞台に立っていたのに、舞台に立てなかった期間というのができた。足があるとかないとかいう話もあるんだけど、義足で少しずつできるようになっていく過程で、とにかくなんでもいいから舞台に立って歌舞伎ができるということは、自分にはすごくありがたいことであり、感謝することを覚えた、とおっしゃっていました。

酒をやめると、ちょっと似た感慨を抱く部分があります。足を失った人ほどに深刻な喪失に直面しているわけではないんだけど、今まで当然のごとくやっていたことに、ありがたみが出てくる、という意味で。

単純化への欲望が

なんで飲んじゃうのかという理由をいちいち考えて飲んでいるのはウソだ、という話を以前しましたよね。それでも強いて、傾向としての理由をあげると、これは飲む人全員ではないと思うんだけど、アルコールに依存しがちな人間には、いろんなことについて物事を単純化したい欲望があらかじめ宿っている気がしています。

三年くらい前に「明るいうちはものを食べないよダイエット」というのをやって一〇キロ痩せたことがあります。標準的なダイエットは、おそらく、食物から摂取するカロリーをいちいち積算して、それとは別に基礎代謝と運動で消費するエネルギーを計算しつつ、それらのデータを一日ずつ積み上げていく。それが間違いなく実行できるのであれば、そうすることが一番穏当《おんとう》で適切な痩せ方であることは、私だって、知識としては知らないわけじゃない。

でも、「明るいうちは食べないんだよ」みたいなやり方って簡単じゃないですか。そういうことなら私はできるんですよ。これは私にかぎらず、「リンゴだけダイエット」とか、ああいうたわけたダイエットが流行るのは、太っている人たちにとっては、ダイエットが嫌なんではなくて、考えるのが嫌だからです。おそらく。こういう計算式を出してこういう表をつくって「レコーディング・ダイエット」で痩せましょう、というような死ぬほど面倒くさいことをやるくらいだったら、単純に食べるのを我慢して、飢餓《きが》ダイエットで行くぞ、みたいな人たちが存外多い。そういう面倒くさがりの人が、結果としてはリバウンドして太っていくんですけど。

世間の三割くらいは、「オレ、考えるの嫌だ」みたいな人で構成されていて、酒を飲む人もたぶんそのグループの仲間に含まれています。

『ふくらはぎをもみなさい』とかいうくだらない本があるでしょ。あんなことで人生変わったりするはずはないんだけど、でも、単純な指針を欲しがっている人は、何百万人もいるんですよ。ふくらはぎをもめば人生が変わるんだ、長財布を持てば人生が開けるんだ、とかごく単純でわかりやすい何かを一心にやっていくとそれだけで人生が開ける。そんな話ウソに決まってるんだけど、もし万が一本当だったら素敵じゃないですか。

立案や計画がすごく嫌いな人たち、要注意！

そういう人たちにとって、ノルマそのものはつらくてもいいんですよ。世間にはジョギングを毎朝一〇キロやるという人たちがいます。一〇キロ走ることのつらさは、その人たちにとったらどうってことなくて、彼らにとっては、ただいろんなことを考えるのが嫌なんです。私もおそらくそっちのほうのタイプで、だから勉強とかは、基本的にはしません。

いや、勉強をしないという言い方はちょっと違う。勉強そのものよりも、なにより学習計画を立てることが大嫌いなんですね。

昔からそうですが、きちんと学習計画を立てて自分の成績を勘案しながら、こういう勉強をするんだ、みたいなことを考えると吐き気がしてくる。

でも、「お前はとにかく死ぬまでこの単語帳を丸暗記するんだ」という課題を外部から与えられると、案外できたりします。私は受験勉強も結局、高校に通っていた間は丸三年間一瞬たりとも勉強しないで、それはそれはひどい状態になっていた。浪人して、ある日、「さあ始めるぞ」ってなことになって勉強を始めたら、その日から一日に一三時間勉強するみたいな勢いで丸暗記に励みました。それでダーっと成績が上がって、大学に合格すると、とたんにこれがまた勉強しなくなってしまう。

なぜそういうふうに極端に振れるのかというと、別に私が極端な人間だからではなくて、自分の暮らし方だとか生き方についてその都度その場面に沿ったカタチで考えることがとにかく大嫌いだったから。要するに、ある種人工的だったり習慣的だったりする指針に従うほうが本人としては楽だったということです。

酒を飲むという行為は、そういう立案を嫌う人間が依存しやすい生き方だと思います。いろんなときに「ま、とにかく飲んじゃおうよ」というのがいいプランに見えたんだと思うんですね。私にかぎらず、人間は「人生を単純化したい」というかなり強烈な欲望を抱いています。たとえば念仏とかも、単純化の極みじゃないですか。

「南無阿弥陀仏」と言っておけばいいんだ、往生するんだ。

素敵じゃないですか。

どうして往生できるんですかと、われわれみたいな素人が尋ねると、そんなもの理屈じゃない。理由なんかあってたまるか、親鸞《しんらん》さんだかお釈迦様だかは、そういうおよそぞんざいな答えを返してくるわけで、あるタイプの人間は、そこのところの「理由なんかあってたまるかよ」という部分にアタマをガーンとやられるわけです。なにしろ、理由だの理屈だのにうんざりしているわけですから。

お遍路さんなんかもね。あれをやっている間は何も考えないでいられる。「次のお寺はどこだ」みたいなことぐらいしか考えないでしょ。たぶん歩くのはきついはずなんだけど、考えないでいいのが楽なはずです。

考えるのが嫌いな人間が、じゃあなんでコラムニストやってんだ、っていう話にもなるわけだけど、とにかく、立案とか計画みたいなことがすごく苦手なんですよ。場当たり的になにかをやることはできるし、単純な課題を与えられるとそれをこなす力はある。だけど、プランニングは絶対的にできない。酒はそういう人の心のなかに入っていくものなんだと思います。

紅茶と日本茶とコーヒー豆を全種類制覇した

凝り性ってほどでもないんだけど、何か始めるとそればっかりやる傾向はあります。

酒をやめたときは、しばらくお茶にハマりました。別に自分はお茶好きなわけでもないんですけど。きっかけは、近所に、日本茶から紅茶まで一通りのお茶を取り揃えて売っている日本茶ソムリエのお店があったからです。そのお店に行って、二十数種類の紅茶をひとつずつ順番に全部飲むというミッションを、ゲームみたいにこなしました。日本茶も高いのからなにから全部飲んで。ついでにコーヒー豆にも手を出しました。ミル買って、全種類味比べして。でもふっと気づくんだけど、オレ、コーヒーとか好きじゃないんですよ。

全部飲んで識別するのが面白くて、その設定のゲームにハマっていたということなんだと思います。酒をやめると、そういうものにでもハマらないとやってられないわけです。

その話で思い出したんですが、昔お世話になったラジオ局のプロデューサーで、蕎麦《そば》にすごく詳しい人がいました。私も、一時期、小田原だとか、江戸川区の平井だとか、宇都宮だとかの、関東近県のいろんな蕎麦屋に連れて行ってもらったものです。で、面白いのは、あるとき、どこかの蕎麦屋で蕎麦を食った後に、ポツリと「蕎麦って、どう工夫したところでたいして旨《うま》いもんじゃないんだよね」って言うんですよ。それが大笑いで。「なんだか研究始めちゃったからいろいろ食べ歩いてるけど、好きか嫌いかって言われたら、たいして好きじゃないしね」って。

グルメにはそういうところがあります。どの店とどの店だと蕎麦粉の割合がこう違うから歯ざわりがこんなふうに違う、あそこのは歯切れがいいけどナントカだ、そういうこともわかってくるじゃないですか。で、わかってくると、研究するのが面白くなる。でもって、今度はどこどこの蕎麦を食べに行ってみよう、と言って知識と経験を蓄積していく。探究の世界です。だけど蕎麦好きかっていったら好きじゃない。いやぁ、味わい深い話ですね。

グルメには、研究家体質の人が多いと思います。単に食いしん坊な人は、特に情報整理や分析はせずに、ただ旨いから食べるだけの話ですが、いろんな店のものを網羅的に食べてアタマの中に辞書をつくろうとしてる人たちのゴールは、あくまでも百科事典の編纂《へんさん》であって、美味いとかまずいとかではありません。

私も酒をやめたときに、紅茶と日本茶とコーヒーを片っ端から全部飲んで、特に各々の銘柄についての知識は一通り蓄積しました。だけど好きかっていうと、特に好きでもないわけで、現在はどうなのかというと、結局のところ日常的にはインスタントコーヒーを飲んでいます。実は大差ないんですよ（笑）。もちろん違いはあるっていえばあるんですけどね。

人がグルメになっていく過程には、自分の識別能力に淫《いん》する段階が含まれていると思います。というのも、誰であれ、食べ物や飲み物について注意深く関わることを繰り返していれば識別能力は嫌でも高まるものだからです。でも、ニルギリとダージリンの違いがわかったとして、じゃあどっちが美味しいかとあらためて問われてみると、実は答えはない。「別に」という感じ（笑）。お茶の味そのものは、たしかに明らかに違う。そういう違いがわかるのは面白いんだけど、でも、どのお茶が好きなのと訊かれると、別にリプトンで「苦しゅうない」。

お酒は物語込みで消費しているほうが安全

グルメなみなさんは、お酒も物語込みで消費します。

でも、当然のことながらアル中さんはそういう物語とは別の世界に住んでいます。だって、飲酒という文化的な営為から、アルコールを摂取する以外の意味を剝《は》ぎ取っていくことが、すなわち一人の人間がアル中として完成する過程でもあるわけですから。

前にも言いましたが、私自身、酒を飲んでいたころは、酒を飾り立てるサントリー的な文化教養の物語が大っ嫌いでした。なにしろ「度数はどうなのよ」って、いきなり値段と度数で割り算を始める世界の住人だったわけです。

だからコクだとかキレだとか言い出す人間が酒の席で同席することになると、大真面目で議論を吹っかける決まりになっていました。そんなわけなので、初対面の業界人が集まる酒席には、そういう話をする人間が必ず混じっているものなので、最終的にはかなり高い確率で険悪な空気になってましたね（笑）。

いまはもうわかっていますが、結局のところ、酒は物語として消費しているほうが安全です。度数だけで酒飲むと、要するに血管に吸収させればいいっていうところに行き着きますから。

私がもしサラリーマンだったら

酒に歯止めが効かなくなる傾向の濃淡は、その人間が勤め人であるのかどうかで多少変わると思います。

酒にかぎらず、組織の枠組みの中にいない人間は、ファッションにしても朝起きる時間にしても、いろんなことが規矩《きく》から外れていくじゃないですか。酒の飲み方も、私がもしサラリーマンだったら、翌朝まで残るような飲み方にはある程度歯止めがかかるわけだから、完全なアル中になるまでの期間は、一〇年くらい余分にかかってた気がします。まあ予後を考えれば、早い段階で底を打って良かったのかもしれないけど。

よくあるパターンとして、四〇代ぐらいまでは、「あの人もね、酒さえなきゃ、いい人なんだけど」ぐらいのところで持ちこたえつつ、五〇過ぎてから「あの人もいよいよマズいことになってきてるよ」、となる。でもって、定年に近づいたころに「いよいよこの人は……」ってなことになって、定年後は、もう、完全な昼間から飲んでいる下水管の延長みたいな人間になるわけです。

そこに至るまでのサイクルが、フリーの人間の場合は、ちょっと早い。

電車に乗るって、けっこうハードル高いです。あれ、二日酔いだと無理ですから。私も、三〇代のほとんどは、満員電車に乗れる体調ではなかったですからね。朝のうちはとてもじゃないけどあんな電車には乗れない。だって、ああいう中で吐いたら大惨事でしょ（笑）。

いずれにしても、電車の中で吐くみたいなことを何回か繰り返した人は、じきに出社できなくなります。「あの人も月に二回ぐらいは酔っ払い欠勤がある人だから」みたいな人になっていって、「なんか肝臓傷めたらしいよ」っていう噂が飛び交って、じきに入院している。そんな話になります。

土俵際の感覚

もっともサラリーマンでも、アル中の土俵際にいる人はたくさんいます。私は、個人的にその土俵際の感覚が好きなタイプの人間でした。なんていうんだろう、居心地が良いというよりも、そこを自分の指針にしているという感じかもしれません。

ルー・リードという人の歌に、「Walk on the Wild Side」という作品があります。あれは「人生のワイルドな側を歩こうぜ」ということを歌ったわりと挑発的な歌なんだけど、私自身も、若いころは、ワイルド・サイドでこそないものの、その荒れ果てた堕落とのボーダーラインを歩いていたほうが、いろんなことに対して緊張感をもって臨めるんだ、という枠がった気分を持っていたわけなんですね。たぶん。

高校のときも、一年の段階でいくつか単位を落としていたので、「お前もう一個落とすと留年だよ」という崖っぷちの設定で高校生活を送っていました。なんとか卒業はしたものの、その段階では偏差値が計算できないぐらい成績はガタガタでした。そこから猛勉強して早稲田に入ったわけですけど、大学に入ったら入ったで一年目は半分くらい単位を落としました。二年目も約半分落として、気がついたら、あなたは三年と四年で登録できる限界まで授業を取って、しかもその講義の単位を全取得しないと四年間での卒業は無理ですよ、というラインに到達していました。

ですから、マトモに学校に行くようになったのは、背水の陣に陥った三年生になってからでした。

そういうふうに、「一個でも単位落とすと、オレ留年なんだ」というのがないと、自分の中で授業に出席するモチベーションをつくれないんですね。結局三、四年で全登録全取得して、四年でギリギリ卒業したわけですが。

就職活動も似たようなものです。十月一日以前は、何もしませんでした。考えるのがイヤだから、九月の下旬はまるごと八ヶ岳の山小屋にこもっていたぐらいです（笑）。

だからお酒を飲む飲まないも、会社を辞めずにいられたのであれば、勤務時間が終わるまで飲まないことは守れていた気がするんですね。

高飛車な人間だから締切を守る?

この線を越えるとこの人もうダメだよというラインで持ちこたえる感覚って、実は締切に関して、「もう落ちる」という期限の一歩手前でギリギリ書き始める感じに似ていなくもない。

自分のモチベーションのつくり方として、そういう崖っぷちを歩いているかぎりは、落っこちないように歩く歩き方がわかる。けど、平原だとどこを向いて歩いていいのかわからなくなるんですよ。崖の淵だと、要するに淵を歩いて行けばいい。だから、追い詰められた場所のほうが歩きやすい、ということはやっぱりあるわけです。

この傾向は子どものときから変わりません。夏休みの宿題を最初にやる奴と、最終日に全部やる奴と、あれは生まれつきですよね。うちの妹なんか初日にやっていましたから、「ナニモノだお前は」って私は思ってましたけど。まあ、本人に言わせれば、宿題があると気持ちが重苦しいから、先にやっちゃったほうが夏休みを楽しめるって言う。で、瞬《またた》く間に片付けて、そうすると何の心配もなく夏休みが過ごせる、と。なるほど、とは思うんだけど、私はやっぱり八月の三一日まで何もしません。八月二〇日を過ぎると、だんだん気分が沈んでくるのは、これはもう仕方がない。

ツクツクボウシが鳴くころになると、気持ちが落ちてくる。そこのところを妹に指摘されるわけです、「先に片付けておけばセミなんかにプレッシャー受けることもないのに」と。

立案が好きな人たちっていうのは優等生で、夏休みの計画みたいなものをグラフでつくるじゃないですか。守るか守らないかはともかく、計画そのものを立てるのが好きな人たちっていますよね。ライターでも、締切を守る人と守らない人というのはまったく二手に分かれます。守る人は、締切を引きずっていると、相手もそうなんだけど自分もつらい思いをするから、先に出しておいたほうが楽でしょ、という、実に当たり前な話をします。まあ、おっしゃるとおりなんだけど。

近所に住んでいる翻訳家の先生は、生まれてこの方締切を延ばしたことがないと言っています。延ばすのは自分がつらいからできない、相手の問題じゃない、と。人に借りをつくりたくない、と。

借りをつくりたくない気持ちはちょっとわかります。「ああ、そういう根性があるせいで、ちゃんと出してるんだ」「要するに、あなたは高飛車《たかびしゃ》な人間だから先に出すんだね」って言ってたんだけど（笑）。人に頭下げるのが嫌い過ぎて、あまりにも人間が傲慢だから締切守るわけだ、って言ったら、「一理ある」って言ってましたよ。いや、私も謝るのは好きじゃない。でもそういうのをあまり苦にしていない部分はあります。

仲の良い飲み友だちがいる人は、やめるのがきつい

結局、私は、モチベーションを外部的な強制に頼っているのかもしれません。だから酒をやめるときも、やめるという目標が医師経由で与えられた時点で、なんとなく達成できる気がしていました。まあ、単純に、自分はやめられると思い込むことが、何かをやめるときには必要だという話なのかもしれませんが。

前にも話しましたが、私がかかった医者は、最初の診察のときに、「アルコール

依存の患者は九割がリバウンドして、また酒に戻ってくる。だけどあなたはお見かけしたところ、どうもインテリみたいだから、もしかしたらなんとかなるかもしれない」と言ってくれて、それで本来は治療しないはずのアルコール依存患者を診てくれることになった。あのときに先生が言っていた「インテリ」という言葉の意味は、つまるところ自分の人生を自分で「立案」できるということだったんだと思っています。

もう少し具体的に言うと、あのとき先生は、アルコールなしの別の人生を、習慣としてではなく、アタマで考える計画的な行動として人工的に企画立案する能力のことを、「インテリ」という言葉で説明していたわけですね。

まあ、私の場合は、酒飲みとして過ごしていた人生が大好きでもなかったからそれを捨てることができたんだとは思います。飲み友だちにすごく仲の良い奴がいて、ということだったりすると、そこから離れるのは難しいと思いますよ。

酒も含めて、薬物とコミュニティが根深く結び付いていると、それは離れるのが難しいと思います。たとえば麻薬中毒患者は、引っ越すとかなにかしないと、たぶんやめられない。売人がいたり仲間がいたりしますから。自分の街から離れてどっかへ行かないと、やめられないと思いますね。
「トレインスポッティング」という映画の原作を読むと、酒やクスリをやめようと思って失敗したり、やめられなくて死んじゃったりするどうしようもない人たちがたくさん出てきます。で、そのどうしようもなさは、仲間とつるんでいることとつながっています。仲間とつるむということが、もしかしたら一番やばいことかもしれないですよね。

私は飲んでいる場所に知り合いはいたけど、幸い一緒に飲みに行く飲み仲間は持っていませんでした。その辺は少し、やめるにあたっての障害は少なかった部分ですね。だから、ＡＡ（アルコホリックス・アノニマス）や断酒会は、やめた人のコミュニティをつくらなければいけないということで、あれはあれで、意味のあることだと思います。要するに強制的にであれなんであれ、飲まないコミュニティをつくらないと、飲まないことを続行することができない。コミュニティに引きずられがちな人たちは、酒を飲むにしても、やめるにしても、どっちにしてもコミュニティ頼みになるということですよね。

吾妻ひでお先生と対談したときにも、断酒会の人たちは鬱陶しいぐらい濃密に付き合うという話を聞きました。そうやってお互い相互監視して学生みたいにベタベタ付き合いながらみんなでがんばるということのようです。

私はあまり孤独が苦手なタチではないので、断酒会やAAの力は借りずに、単独で断酒しています。たぶん孤独が苦手だなんてことだと、コラムニストはできないですからね。

いつも仲間とワイワイやっていないと落ち着かない、いわゆる寂しがり屋のタイプの人間が、そこのところで酒を飲んでいるのだとしたら、ちょっとやめるのはきついと思います。一人飲みの人間が一人でやめるのよりも、難しいでしょうね。

仕事がないからこそ、酒を飲む

アル中であるのかどうかの境界領域にいる人が、そこから、塀の向こう側へこぼれ落ちるのかどうかは、基本的に内臓の強度や勤務先の問題だと思うんですが、直接のきっかけとしては、酒のうえの失敗で免許停止になったり、あるいは失業しちゃうということがあると思います。そもそも崖っぷちの危ないところでなんとか持ちこたえていたんだけど、何かで失業しちゃった瞬間に、その日から毎日飲み始めちゃうというなりゆきで。

私が一番たくさん飲んでいたのも、「飲んだから仕事がなくなる」ということと「仕事がないから飲んじゃう」ということのスパイラルに入っていた時代でした。

幸か不幸か、飲んでもできる仕事だし。月にコラム五本くらいだと、ずっと飲んだくれていても書けちゃいますよね。書くときだけ素面の時間をちょっとつくればいいわけですから。時間を見つけて書いて、終わったら飲んでいればなんとかなる。で、そうやって一日中飲んでいるうちに、次にやってくる仕事の電話を、聞いたはずなのに忘れたり、締切をすっ飛ばしたり、打ち合わせをキャンセルするようになっていったわけです。

人が酒を飲む理由としては、パチンコでもそうでしょうけど、他にやることがないから、というのが意外なほど支配的だったりします。

私の場合、酒をやめた時点で、仕事がまるでなくなったわけじゃなくて、そこそこ原稿依頼があったのがラッキーでした。あれで仕事がなかったら、やることがなく、じきに飲み始めていた気がします。

アル中予備軍たちへ

アルコールを媒介に手に入るものがないわけではありません。

しかし、それらはいずれ揮発します。

なくなるだけなら良いのですが、手の中から消えていくものは、多くの場合喪失感を残していきます。

で、それがまた次に飲む理由になったりします。

グラスの底には何もありません。

グラスの底に何もないこともまた飲む理由になりますが、飲む理由になるすべてのことは、酒を遠ざけるための理由になります。

どうか、素面のまま夜明けを待つことをためしてみてください。

余計なお世話ですが。

短編　ヨシュア君のこと

断酒をはじめてからしばらくの間、私は、自宅から歩いて五分ほどの場所で定期的に開催されているＡＡのミーティングに顔を出していた。

簡単に解説しておく。ＡＡとは、「Alcoholics Anonymous=アルコホリック・アノニマス」の頭文字を取った略称だ。直訳すれば「匿名のアルコール依存者たち」ということになる。実態は、アルコール依存症患者の自助グループだ。アルコール依存症患者の団体には、大きく分けて二つの流れがある。ひとつが一九世紀にアメリカで生まれて、現在では世界中に支部を持つＡＡで、もうひとつが一般に「断酒会」と呼ばれるわが国の独自の組織である全日本断酒連盟に属する組織だ。これは公益財団法人に指定されている。

ＡＡも断酒会も日本全国に支部やグループを展開している。その点で大きな違いはない。違っているのは、ＡＡがメンバー相互の関係よりも個々の参加者の自律的な行動を重視しているのに対して、断酒会はより緊密で強固な人間関係を形成するケースが多いと言われている点だ。もっとも、日本中にあまたある個々の支部なりコミュニティなりの人間関係や雰囲気がどんなふうであるのかは、それぞれの地域に集まるメンバーの個性によって違ってくる。そういう意味では、両者の特徴を名前だけで一概に分類できるものではないとも言える。

私が最初に断酒会でなくＡＡを選んだ理由は、ＡＡのミーティングの会場が、近所のカトリック教会の運営する幼稚園（放課後の幼稚園の教室を借りている形だった）で、その幼稚園が母校だったからだ。自宅から近かったからでもある。当初は、断酒会への参加も検討する気持ちだった。結果としては、ＡＡには通算で一〇回ほど、断酒会には一度も参加しなかったわけだが。

ＡＡのミーティングでは、本名を名乗らない。参加者は、「デービッド」「ジョニー」「マイケル」といった思い思いのニックネームを名乗ることになっている。これは個々のメンバーのプライバシーを守るためでもあれば、上下関係を含む権力的な人間関係の発生を警戒する意味もあったのだろうが、運営上の現実的なメリットとしては、「告白」のハードルを下げる効果を発揮していたように思う。それらの事情とは別に、「マイケル」なり「エリック」なりという名前を名乗ることで、自分の置かれている状況を客観視させる意味もあったはずだ。

ともあれ、ミーティングに集ったメンバーは、思い思いに自分の経験を告白する。告白は必ずしも強制されているわけではない。黙って他人の話に耳を傾けているだけのメンバーもいる。私自身も、自分の経験談を他人に向けて話すことはあまりしなかった。ただ、多くの参加者は、いずれかのタイミングで告白をすることになる。私の目から見て、AAにやってくる人たちは、他人とコミュニケートすることそのものよりも、とにかく自分の話を誰かに聞いてもらうことを強く求めている人々だった。実際、自分の経験を話すことは、自分自身の現状を見つめ直すために不可欠な過程でもあるのだろうし、そうすることで断酒を続行するためのモチベーションが多少とも得られるのであれば、告白にもそれなりの意味があったのだろう。

ただ、この話とは別に、ある年かさのメンバーが、最初のミーティングのときに教えてくれた内輪の定説がある。そのスティーブと名乗る男によれば、AAのミーティングが果たしている主たる役割は、結局のところ「時間をつぶすこと」だというのだ。

「断酒会でも同じことだけど、酒をやめた人間は、とにかく時間が余ってどうしようもないんだよ。だからつい酒を飲んじゃう。このミーティングにしても、半分ぐらいは、退屈して酒を飲んでしまう事故を防ぐ意味で集まってるわけなんだから、あんまり有意義な話が聞けないからってがっかりしちゃだめだよ」

「とりあえずやたらと長い午後の時間がつぶれれば上等なんですよ。少なくともここに来ているかぎり、この時間だけは酒を飲んじゃう心配はないわけだから」

「だから、だらだらしゃべってればOKなんです。そう思って、気長に、リキまずに、ときどき顔を出してください。何の強制も義務もないんだから」

なるほど。一〇年以上断酒している人間の言葉には重みがあった。

とはいえ、私の地域のミーティングに集まるメンバーの多くは、断酒三年以内で、幾人かは複数のスリップ（酒を飲んでしまうこと）経験の持ち主だった。断酒三年以上の優良メンバーが少ない理由を推理するのは簡単ではない。

集会に来なくなった人々が、断酒の成功に確信を得たことで欠席するようになったのか、それとも、断酒に失敗した結果、顔を出せなくなっているのかは、集まっているメンバーの顔ぶれだけからでは判断できない。ただ、経験的に、出席しなくなっているメンバーは、結局、アルコールに舞い戻っている場合のほうが多いらしい。

ミーティングで紹介される告白の中には、いくつか、身につまされる話や共感できるエピソードがあった。が、総体として、私が彼らの告白から感じたのは、他人の不幸や失敗はどれもこれもカタにハマって見えるという、退屈な事実だった。

武勇伝の語り口で自分の失敗やらトラブルを開陳《かいちん》する若いメンバーもいれば、あくまでも陰々滅々と自身の過去への悔恨を訴える初老の男もいた。面白い話もあれば、うんざりするような話もあった。

ただ、どの告白も、基本的には、人前で話すことが特に得意でもない人間による自分語りであったことは争えない。ということはつまり、誰かの告白が語られている時間は、主として聞いている側に負担が強いられる時間だった。

そんな中に、気になるメンバーがいた。

ヨシュアというニックネームを名乗っている二〇代の若者だ。

ミーティングの中で、私が彼と会ったのは二回だけだが、その二回とも、強い印象を受けた。

ヨシュア君は、ある国立大学の工学部に通っていた秀才で、本人の話では、大学三年の時点までは、「すべてが順調」だった。

人生が狂ったのは、三年生になった年のゴールデンウィークに突然、連続飲酒に「ハマった」からで、以来、一時的に復学するまでの三カ月間、連日ほとんど自分の下宿から外に出ることなく毎日酒浸たりの生活を送ったのだという。

「それ以前はお酒は飲まなかったわけ？」

「まあ、人並みには飲んでましたが、連続飲酒発作はあのときが初めてです」

「きっかけは？」

「研究のプレッシャーかなあ」

「研究？」

「はい。その、流体力学のゼミにいたんで、実験とかレポートのノルマがけっこうキツかったんです。それで、駒場の寮に泊まり込む日が増えて、眠るために飲むみたいなことが続いているうちに、スイッチが入っちゃったんですね」

「駒場って、もしかして東大？　だとしたら、三年からは本郷キャンパスなんじゃないの？」

このなんということもない問いかけが、彼の中にある何かを刺激したようだった。

「あなたは何も知らないくせに、私を疑うんですか？　どの学部のどの研究室がどこのキャンパスにあるのかをあなたはすべて知っているんですか？　そもそもあなたは駒場や本郷についてどれだけ知識を持っているんですか？　あなたは東大の卒業生ですか？」

と、まくしたてる彼の口調は、それまでのおだやかな語り口とはまったく変わってしまっていた。顔つきも、顔色も、すっかり別人だった。

「いや、気にさわったのならあやまります。なにも疑問を持って問い質《ただ》したわけじゃなくて、ただ、なんとなく東大は一、二年が駒場で三、四年が本郷だと思い込んでいただけの話です。どうか、お気を悪くしないで」

「……帰ります」

そのまま、ヨシュア君は教室から出て行った。

しばらくして、

「痛いところを突いちゃったみたいですね」

と、誰かが言った。私は、

「いいえ。教養課程が駒場でゼミが本郷だというのはあくまでも一般的なケースで、ああいう学校にはいろいろと例外があるみたいですから、たぶん、私が余計なことを言っちゃったのだと思います」

ぐらいなことを言って、その場はとりあえずヨシュア君の激発をフォローしておいた。

次にヨシュア君の顔を見たのは、二カ月後で、私自身、久しぶりにAAに出席してみたタイミングだった。

私の顔を覚えているのかどうか、彼の態度からはよくわからなかった。

その日、彼は、自分が起こした交通事故の話を披露していた。二年前に酔っ払ってバイクを走らせていたとき、塾帰りの小学生を「ひっかけて」しまったのだそうで、その小学生は、「三メートルぐらい」飛んで行った、という、そんな内容の話だった。

気になったのは、その話をしている間中、ヨシュア君が「ハイ」だったことだ。

「もしかして、飲んでるのか？」

と、はじめはちょっとそう思ったが、どうやら酒ではない。この場所に来ている人間は、誰であれアルコールのにおいには特別に敏感な人間だ。飲んでやってきている人間に気づかないことは考えにくい。私も、アルコール臭は感じなかった。酒は飲んでない。

が、明らかに何かが違う。小学生が「飛んで」行く様子を繰り返すときの態度が、やはりどうかしている。

「でね。人間って、そんなにゴムのボールみたいに飛ぶもんだと思わないでしょ？　でも、飛ぶんですよ。子どもは。しかも、こっちはたぶん六〇キロぐらい出てるから。ポーンって、何かに引っ張られたみたいに空を飛ぶんです。でも、こっちもそのまま走ってるから、一瞬、空を飛ぶ小学生と並走しているわけです。スローモーションみたいに。等速直線運動で」

「でね。こっちはハンドル取られて転倒しないように持ちこたえるのが精一杯で、なんとか半分ぐらいスピンしつつも体勢を立て直して、いまでもどうしてコケなかったのか不思議なんだけど、そのまま走って行ったんですよ。すごいでしょ？」

「……子どもは？」

「知りません」

「……知りませんって、救急車呼ばなかったの？」

「ええ。だから、いまでもときどき思い出しますよ。あのコは、どうしてるんだろうって。まさか死んでないよなあって」

あきれた話だった。

内容もさることながら、自分のひき逃げ事件をまるで手柄話を知らせるみたいな調子で話す態度が、どうにも異様だった。

やがて、誰も質問しなくなった。

ミーティングの後の帰り道に、顔見知りのスミスというニックネームの中年男性に尋ねてみた。

「あのヨシュアって子、もしかして覚醒剤かなにかをやってるんじゃないでしょうか？」

そのときのスミス氏の答えがふるっていた。

「断酒中のアルコホリックがクスリに手を出す話はそんなに珍しくないけど、彼の場合は天然だと思います」

「天然？」

「ははは。クスリ抜きでも狂えるってことですよ」

「そんなことあるんですかね？」

「私はそう思います。彼はホンモノですよ」

以来、ヨシュア君の姿を見たことは一度もない。

噂は一度だけ聞いた。

半年ほど経ったころ、最後にミーティングに顔を出したときのことだ。

そのとき、私は最初にＡＡのあれこれについて親切に教えてくれた年かさのメンバーであるマーティン氏に無沙汰をわびつつ、何人かの知り合いの近況を尋ねた。

「お知り合いの中では、スミスさんとエリックさんがスリップして、スミスさんは入院中です。あとご存じかどうか、スティーブさんが五回目のスリップです。二年ぶり五回目です。甲子園みたいですよね」

「ヨシュア君は？」

「彼のことが気になりますか？」

「ええ。なんか心配ですよね。彼は」

「ご存じだと思いますが、ヨシュア君は、根っからのウソつきです。彼の話は、ほとんどすべて、告白も来歴も家族構成も学歴も事故も就職も一から一〇までうそだらけです」

「まあ、そんな気はしてましたが」

「私は彼がアルコホリックであるのかどうかさえも少し疑っています」

「……え？」

「ヨシュア君がここに通っていたのは、誰かに自分のウソを聞いてほしかったからです。ここのメンバーは誰の話でも口をはさまずに聞きますから」

「……そうですね」

「あなたは、いつか変な質問をしていましたよね。ここのマナーでは、反論とか議論とか詰問は基本的にはあんまりしないことになっています。私はひやひやしていましたよ」

「……そうでしたか。で、ヨシュア君の近況をご存じありませんか？」

「知りません。ただ、新聞記事には注意しておくとよいかもしれません」

「どういうことですか？」

「そんな気がするだけです。忘れてください」

それから三年ほどが経過したある夏の日、私は、夕方のテレビのニュース映像の中でヨシュア君に再会する。埼玉県のK市で起きた殺人未遂事件の容疑者のプロフィール写真が彼だった。

写真そのものは、おそらく高校の卒業アルバムからの接写モノで、短髪に白いシャツの幼い顔立ちの白黒写真だった。が、解像度の低い画面の中からこちらを睨《にら》み据えている不必要にまっすぐな視線は、どう見てもあのヨシュア君の表情だった。

彼がどうしてアルコール依存に陥っていたのかは、いまとなってはわからない。

あるいは、マーティン氏が言っていたとおりに、彼はアルコールとは無縁な人間だったのかもしれない。

が、そうではあってても、ヨシュア君は、断酒過程のアルコホリックの中にまぎれこむことである種の安心感を得るタイプの人間ではあったわけで、そのことと、彼の犯罪の関係について考えるとちょっといやな気持ちになる。

あれから二〇年になる。

ヨシュア君は、生きていれば四五歳になるはずだ。

そう思ってもイメージがわかない。

私は、彼に生きていてほしいと思っているのだろうか。

それがまるでわからない。

私にとってもだが、彼自身にとっても。

八日目

アルコール依存症に代わる新たな脅威

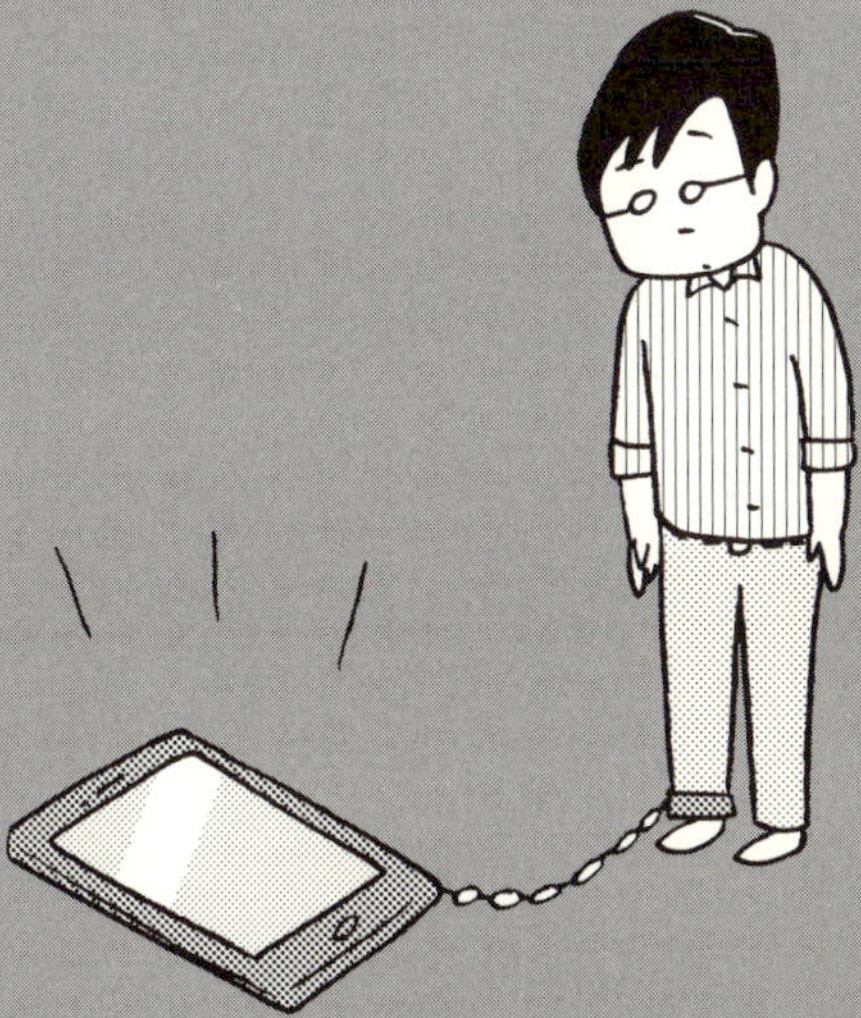

つぶすべき時間がなくなった

お酒を飲む人口は減っていますよね。

若い人があまり飲まなくなったということもあります。アルコール依存者の数もたぶん減っているんではないかと思います。ただ、それは「いい世の中になった」という単純な話ではなくて、この国のいろいろな部分が多様化したことのひとつの現れなのだと思っています。

「若者の○○離れ」というタグで一括《ひとくくり》されるお話のひとつに「酒離れ」も数え上げられることが多いわけですが、たしかに私が二〇代のころは、若いヤツが休日をつぶすための選択肢って、せいぜい四つぐらいしかありませんでした。酒と麻雀と読書と映画ぐらいですね。それが今はだいたい二〇個ほどあります。まあ、二〇個という数についてエビデンスを示すことはできないんですが。でも、とにかく時代が多様化したことで、もとの四つの娯楽については、すべて人口が減っているわけですよ。

今の若い人たちは、アルコールへの依存をどうこう言うより、「コミュニケーション依存」みたいなことになっている気がします。なんというのか、LINEだったり、SNSだったりを介したスマホ経由のやりとりに時間と可処分所得を吸い取られているわけです。

今二〇代の連中は、ケータイの通話料だとかパソコン関連のプロバイダ料金やら各種の会員手数料みたいな、その手の電子的コミュニケーションに対して、月々でだいたい二万円ぐらいの固定費を支出している。それってわれわれが二〇代だったころには一円もかかっていなかったお金です。これはもちろん、おカネだけの問題じゃなくて、むしろそのたいして生産性のないコミュニケーションに費やしている時間と精神的な労力がとんでもないんではないかと私は思っています。

私たちの時代は、家を出てしまったら最後、互いに連絡がつかなかった。だからなにかと不便でもあったわけですが、連絡がつかないことによってお互いの時間をつぶし合うこともありませんでした。だって、待ち合わせして、相手が来なかったらあきらめてたわけですから（笑）。五、六人で待ち合わせすると一人や二人は来ないヤツがいました。そういうものだったんです。

今はあきらめないというか、「何してんの」って電話掛かってきちゃいますよね。っていうか、そもそもそういう雑な待ち合わせはしないのかもしれない。現地集合でお互いに常に連絡ついちゃってて。LINEだとさらに、一度に全員と連絡取れちゃうみたいだから。電話している以上にお互いの立ち回り先が全部わかっちゃってるわけでしょ？　そんなこんなで、仲間同士がやたらとつるむことで時間がどんどんつぶれるから、一人でつぶさなければならない退屈な時間がなくなったと思うんですね。

だから、いい若いモノが喫茶店で半日時間をつぶさないといけないという状況自体があり得ない設定になりました。これじゃ喫茶店がやっていけるわけないいんですよ。

だってオレたちのころは、下宿している学生とかのヒマさっていったら、とんでもなかったですからね。まるまる一日なんにもやることがないうえに話し相手もいないんですから。夏休みとかになると田舎へ帰るけど、とにかく連中のヒマといったら、常につるんで誰かの下宿に泊まりに行って酒盛りなんかしてないと身がもたない、それはそれは強烈なものでした。だからとりあえず時間をつぶして退屈をしのぐのに、酒を飲むか麻雀やるかみたいな事情があって、そこのところで酒の道にハマっていく人間が一定数いました。

今は、逆に酒なんかダラダラ飲んでる時間ねーよってなことになってますよね。やたらと連絡取り合って、なにかにつけて、「なんとかなう」みたいな情報を交換してるうちにいつしか時間がつぶれている。これは別の意味でどうなんだろうとは思いますけど。

全員が犬の首輪をしている

若い人たちにしてみれば、全員がやっているから抜けられないという状況があるんだと思います。われわれはもう人間関係を新しく構築しようっていう世代の人間じゃないから、コミュニケーションに依存したところでたいした弊害はこうむらないけど、自分が今現在学生だったら、私だってフェイスブックだのツイッターだのに依存せざるを得ないと思いますよ。

昔は付き合っている女の子に二週間連絡しないぐらいなことは当たり前にあり得た話でしたけど、今二週間連絡がつかないのは別れているということらしいです（笑）。だって相手がよっぽどどうでもいいんじゃなきゃ、連絡つきますからね。ポストスマホ時代の現状だと、三、四日連絡がつかない相手には、嫌われてると考えて間違いないんじゃないでしょうか（笑）。

そうなると、男女がつき合うのもちょっと気詰まりな話になるかもしれません。若い人たちの間に恋愛に対して冷淡な組の人たちが現れていると言われているのも、なんとなくわかる気がします。どうせ二週間に一遍「元気？」とか連絡するみたいな薄い付き合いはかえってできないんでしょうから。それに、互いにケータイを持ってしまった結果、誰もが相手を束縛する武器を手にしてしまったわけですし。

ポケベルが初めてできたころ、ポケベルを持たされていたのはどちらかといえばエリートと呼ばれる人たちでした。証券マンと放送局の人間と、あとはヤクザですかね。でも、当時私が親しくしていた放送局の社員さんは「これ、犬の首輪と一緒だよ」って言っていました。なにしろあのポケベルというヤツが鳴ると、とにかくどこにいるのであれ、手近な公衆電話なりをさがして、こっちから先方に電話しなきゃいけなかったわけですから。それって、ホイッスルかなんかで訓練された猟犬が、笛の音ひとつで獲物に向かって走っていく姿とまるっきりおんなじですよね。

この間、大笑いしたのは、友だちの絵描きが上野の東京都美術館で現代美術の展覧会のまとめ役みたいな仕事を担当していたときの話です。出品者の中に三〇歳ぐらいの若い男がいて、彼は携帯電話を持っていない。ああいうものは仮にも自由なアートをやる人間が持つべきものじゃない、解き放たれた魂で描かないと本当に自由な作品は生まれない、という主義の人です。

だけど、そうなると作品を何日に搬入するだとかの連絡もつかないわけで、でもって、関係者はその種のスケジュールやらの連絡を全部手紙でやりとりしなければならなかった。で、「返事がないけど手紙は届いてるんだろうか」と、主催者ともどもずっとやきもきしていたぞ、という話でした。いまの世の中、携帯電話を持っていない人間が一人組織の中にいるだけで、周囲の人間がけっこう大変な思いをするわけでね。

昔は万事にわたって連絡がつかなかったから、いろんなことをわりとあっさりとあきらめることができた。名簿なんかでも必ず住所違ってるやつがいたり。そういえば、私が本を書き始めたころはまだ、小松左京がＦＡＸで原稿を送ってるという話が、新聞記事になった時代でした。「最先端」だとかで。ＦＡＸで原稿のやり取りをしているから自分は東京に住む必要がないのである、てなことを本人が大威張《おおいば》りで原稿に書いてましたね（笑）。

コミュニケーション企業が世界を支配する

コミュニケーションって不可逆的なものだから、これが増えていくってことはけっこうコワいことです。昔に戻るわけにもいかないし。

一度手に入れちゃったら戻れないでしょ？

一九八六年に「世界ハッカー会議」という、非合法の電話タダ掛けマシン開発者やら、コンピュータ改造マニアやらが世界中から一堂に会する集まりがアムステルダムで開催されました。その記事の翻訳を「週刊プレイボーイ」に頼まれたので覚えているんですが、その「世界ハッカー会議」は「ハッカー宣言」というマニフェストを採択しています。それがなかなかいい文面で、私はいまでも覚えています。

「何であれ、コミュニケーションに関わる手段およびツールは、全面的かつ包括的に無料で提供されなければならない」というのがその文面です。ね、「全面的かつ包括的」っていうのが良いでしょ？　要するに趣旨としては、人間のコミュニケーションを仲介するものから料金を取ってはならない、というお話で、その根拠は、コミュニケーションが人間にとって生存に不可欠なライフラインだからということです。

ハッカーはもともと電話をタダで掛ける技術や方法を開発し、その情報を交換する過程の中から生まれた人たちで、その時点ではスティーブ・ジョブズを含めて半ば犯罪者でした。で、彼らは、コンピュータというマシンが一般に広まる以前から、AT&TだとかIBMといった巨大企業と闘っていた人たちでもあったわけで、そうした情報産業の恐ろしさを知っていたわけです。だからこそ一九八六年の時点では、早くも「今後コミュニケーションの流通量が拡大するにつれて、コミュニケーション企業が世界を支配するようになる」ということを予見していました。

実際に、その後、コミュニケーションのツールやプラットフォームを押さえた企業は、現実に二一世紀の世界を支配しつつあります。ツールとしてのコンピュータそのものをつくっている企業ではなくて、コミュニケーションを仲介している管理売春の親玉みたいな企業が、すべての利益を独占しつつあるわけです。やばいですよね。

アルコール依存に代わる、新たな脅威としての、コミュニケーション依存ですよね。

スマホを忘れたときの心細さは、アル中時代の焦燥感と同じ

ＳＮＳなんかはおそらく、肝臓だとかそういうことじゃなくて、ある年齢より

若い世代の、基本的な生活習慣であるとか、世界観であるとかいった、人間の脳みその根本のOSに当たる部分を蝕《むしば》んでいる気がしますね。その出来上がり方は、きっとアルコールがアル中さんの脳内にアルコール専用の回路をつくる過程に似ていると思います。

コミュニケーションは、アルコールみたいにボトルに入った実体として目に見えないので、自分が依存しているっていうことにわりと気づきにくいと思うんだけど、私なんか間違いなく依存してますよ。PCだったりスマホだったりをウチに忘れて一日過ごすときのあの心細さっていうのは、酒浸《さけびた》りだった時代に、アルコールを摂取できずにいたときのあのなんとも言えない焦燥感と、実感としてほとんど同じだったりします。

だって丸二日スマホなりPCなりから遮断されると、実務上の不便とは別の次元で、パンツをはいてないみたいな心細さを感じるじゃないですか。あれは依存です。

余暇をすべて吸い取られる

電車の中でみんながスマホを見ているのを見てもわかるように、われわれは、何があるわけじゃないんだけど、ちょっとした細かい空き時間に見る先がないと落ち着かないという段階に到達しています。その昔、スマホがなかった時代は、電車の乗客の多くは、ぼんやり窓の外の景色を眺めたり、あるいは黙って考え事を遊ばせたりなんかしながら三〇分やそこらは、活字やら新聞なしでもやり過ごすことができていました。それがいまや、余暇時間を全部あのスマホというちっちゃい板みたいな機械に吸い取られてるわけです。これ、真面目に考えてみるとしみじみと恐ろしいことですよ。

もうひとつこのコミュニケーション依存がわれわれにとってわかりにくいのは、自分たちが依存している対象が、スマホという機械そのものではなくて、機械がつながっている先にある他者とのコミュニケーションだという点です。スマホの画面の中に出てくる知り合いがツイッターに何かを書いてるとか書いてないとか、「なんだ平川さん今山形にいるのか」とか、そういう個人の消息みたいなものに、われわれは依存しているわけです。

まあ、依存とは言っても肝臓壊すわけじゃないから、ある程度自分自身の依存との付き合い方を心得ていれば、やってやれないこともない人生だとは思うんですよ。私の場合なんかは。でも、子どもなんかだとヤバいと思いますね。

一人でいる時間、たとえば電車でおよそ景色を見なくなる。景色を見る必要があるのかって真面目に問われると、実のところそんな必要はないかもしれないんですけど、でもそういう一分二分の空き時間の過ごし方がスマホを見る以外に選択不能になっていくことの問題って、お酒飲んじゃった人間が、お酒に全部余暇を奪われちゃうっていうことと近い気がするんですね、経験上。

酒の場合、身体を壊すとかみたいなこともちろんあるんだけど、働いていない時間のすべてを酒に吸い取られる、という部分が、実はもっとも大きい損害なんですね。とすると、それは実はスマホでも同じことだったりします。肝臓は壊さないでも、脳がゆっくり壊されるんだとしたら、そりゃやっぱりヤバいだろ、ってことです。

何かに依存するということ

余暇なんだから、どんなふうに過ごそうが、そんなものは個人の自由じゃないかと思う人も多いと思います。

でも、たとえば赤羽から新宿まで電車に乗っている一五分ぐらいの間、SNS見てたりスマートニュース見てたり、ついそういうふうに過ごしてしまうんだとして、そうやって自分の時間をすべて情報収集に費やしてしまう過ごし方は、これは、実のところ、アイデンティティの危機なんです。なぜなら、情報収集している間、人は頭を使わないからです。

というよりも、スマホを眺めている人間は、自発的な思索をやめてしまっているわけで、外部に情報を求めるということは、自分の頭で考えないことそのものだからです。

私の場合、ツイッターのスタッツ（統計）分析を見ると、木曜日だけ極端に書き込み数が減っています。原因は、原稿を書いてるからです。原稿を書くときは、SNSもそうだけど、そもそもあんまりネットから情報集めをしないことにしています。なぜかというと、情報集めばっかりしていると、自分のアタマが動かなくて、原稿が書けなくなるからです。

それに、ＰＣから集めた情報で原稿書くと、パクリとは言わないけど要するに寄せ集めのダサい原稿になります。だからなるべく自分の頭の中で書かなきゃいけないという意味では、原稿書いてるときほど、ＰＣはワープロとしては利用するけど、ネットにはアクセスしてないんですよね。

私は原稿書く商売だから余儀なく情報遮断の時間を確保しているけど、そうじゃない人が電源を切って自分の頭でものを考えるというのは、これは案外難しい試練かもしれない。

実際、コラムを書くときっていうのは、私はよく机から離れてメモをつくったりするんですけど、なぜ机から離れるのかというと、ＰＣ見ちゃうことをやめるためですよね。「あれってなんだっけ」って検索にいっちゃうともう、検索先に自分の脳みそを吸い取られる。自分の頭で考えるためには、検索しないということがとにかく大切なんですよ。

この話は、実はアルコール依存の形成過程にもある程度通じる話だと思います。なんかの会合で他人と話すのが気詰まりなときにとりあえず酒飲んじゃうとか、考えるのが面倒くさい事態に直面したときにいきなり酒飲んじゃうとか、そういう逃避としての飲酒と、書く材料が見つからなくてネットを渡り歩いちゃう行為っていうのは、そんなにかけ離れた話じゃないんです。

年季の入った酒飲みが毎度おなじみの酩酊状態に到達すると、ひとつの、なんというんだろう、ロボットみたいなものになります。すると、架空人格みたいなのが自分に降りてきて、そいつに任せればいいみたいな状態になる。で、自分という主体を取っ払ったとこで暮らしたほうが本人にとっても楽なわけで、だからこそ彼らは酒を飲むわけです。

してみると、何かに依存するってことは、自分自身であり続けることの重荷から逃れようとすることで、逃避という行為自体はスマホでもお酒でもそんなに変わんないんですよね。

まあ、スマホ依存って言い方をしてスマホの悪口を言うと、「ああ、また老害の親父がなんか言ってる」って、どうせそんなふうに思われるんでしょうけど。でも、これはスマホの問題じゃなくてコミュニケーションの問題ですからね。

告白を終えて――「あとがき」に代えて

私とアルコールの関係は総体として幸福なものではありませんでした。だから正直な話、酒と縁が切れて、ありがたいと思っています。

ただ、自分の生活の中にかつて存在していた何かが、永遠に自分と無縁になってしまったという感慨は、断酒して二〇年になりますが、いまだに消えません。

「四部屋が二部屋に減った」みたいな、そういう感じを、心のどこかで抱いているということです。でもまあ、厄介なものは全部、住んでないほうの二部屋に押し込んで、残りの片付いた二部屋で暮らす生活は、それでとりあえず快適ではあるわけです。でもって、閉ざされた部屋については、ふだんはなかったことにしている。「失ったものについて深く考えない」ということが、おそらくアルコールからなるべく穏当に撤退するうえでの秘訣になっていたのだと思います。

「酒とは何だろう」みたいなテーマについて考えることそのものが、自分にとっては、酒に囚《とら》われていることのひとつの現れでもあったわけで。だから断酒二〇年を経て本を書く気になれたのは、酒についての厄介な思いこみから、ようやく距離を置くことができるようになったということなんだと思っています。

実は、一〇年くらい前に同じテーマで、一度オファーがありました。最初はやってみようと思ったんだけど、作業を始めてみると、とてもじゃないけど書ける気分じゃないということがわかりました。たぶん考えたくなかったんだと思うんです。飲むことも、飲んでいたことも。飲んでいた時代の失敗とかも含めて、思い出したくもなかったんでしょうね。

暗い部屋に押し込んだものを掘り出してこなきゃいけないというのは、今はそんなに嫌じゃないですけどね。自分のなかでまだちゃんと整理はついていないですけど、この本を書くことで整理がつけばいいのかなと、ちょっと思っています。まあ、大事なことにかぎってわざと考えないのが、自分の昔からの変わらない傾向ではあるわけですが。

『小田嶋隆のコラム道』なんかでも、「コラムって何だろう」という問いは、自分の中にはもともと存在しなかった問いであり考えでした。あれを書く過程で初めて考えた課題ですよね。でも、そうやって考える機会を与えられて、自分で考えてみたことは、結果としては有意義だったと思っています。

もっとも、結果として書いたってことは、もともと頭の中にネタが埋まっていたということで、つまり、自分で意識はしていなくても、日常的に原稿を書いている日々のバックグラウンドで、私はコラムについて考えていたということなんだと思います。

文章を書くという作業は、ずっと自分の頭の中や胸の奥に埋もれていた考えを言葉として引っ張り出すことであって、してみると、その作業に先立ってすでにアイディアは自分の中で発酵しているはずなんですね。表面に出す作業をしていないだけで。それはあの本を書いてすごく思いました。

その意味では、書かれた本を読んで一番勉強になったのは自分自身だったわけですが、この本もそんなふうになってくれればうれしいです。

出来上がってくるのが楽しみです。

二〇一八年一月末日

小田嶋隆

小田嶋隆（おだじま・たかし）

1956年東京赤羽生まれ。幼稚園中退。早稲田大学卒業。一年足らずの食品メーカー営業マンを経て、テクニカルライターの草分けとなる。国内では稀有となったコラムニストの一人。著書に『小田嶋隆のコラム道』『小田嶋隆のコラムの切り口』（ミシマ社）、『ポエムに万歳！』（新潮文庫）、『地雷を踏む勇気』（技術評論社）、『超・反知性主義入門』（日経BP社）、『ザ・コラム』（晶文社）など多数。

装画・扉イラスト　木下晋也

上を向いてアルコール　「元アル中」コラムニストの告白

二〇一八年三月四日　初版第一刷発行
二〇二二年七月五日　初版第七刷発行

著　者　小田嶋隆

発行者　三島邦弘
発行所　（株）ミシマ社
郵便番号　一五二－〇〇三五
東京都目黒区自由が丘二－六－一三
電話　〇三（三七二四）五六一六
FAX　〇三（三七二四）五六一八
e-mail　hatena@mishimasha.com
URL　http://www.mishimasha.com/
振替　〇〇一六〇－一－三七二九七六

ブックデザイン　尾原史和（SOUP DESIGN）
印刷・製本　（株）シナノ
組版　（有）エヴリ・シンク

ISBN 978-4-909394-03-3

好評既刊

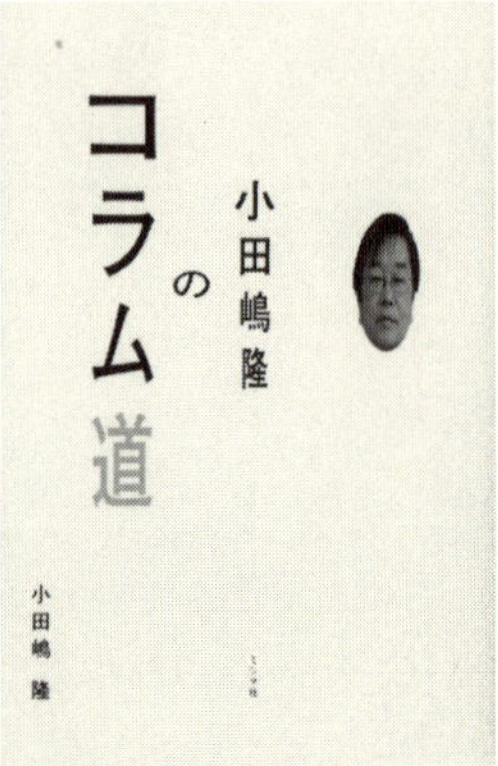

天才コラムニスト、
初めて本業を語る！

数々の名コラムを生み出してきた著者による、笑えて深遠、奇跡のコラム論。
書き出し、オチ、文体と主語、裏を見る眼…。
「コラムは、道であって、到達点ではない。だから、コラムを制作する者は、
方法でなく、態度を身につけなければならない。」
作家たちからも絶賛のロングセラー。

『小田嶋隆のコラム道』小田嶋隆　ISBN 978-4-903908-35-9　1500円（価格税別）